「老けない人」の習慣、ぜんぶ集めました。

JN047835

ホームライフ取材班［編］

青春新書
PLAYBOOKS

体も見た目も「老けない人」は、日々の習慣が違う！

まだまだ若い。こう思っていても、50歳前後になると、何かと年齢を感じるようになる。ところが、みんな同じかといえば、そうでもなさそうだ。

まわりを見ると、似たような年齢なのに若々しい人もいる。体も見た目も老けない人は、そうでない人といったい何が違うのだろうか？　ぜひ知りたい、参考にしてみたい、と思う人は多いだろう。

そこで本書では、老けない人が日々心がけている習慣について徹底調査。食事、メンタル、アンチエイジング、ボディケア、しぐさとふるまい、運動、睡眠など、幅広い分野から116項目をピックアップした。

いずれの習慣も、若々しい体と見た目をキープするのに役立つものばかり。実践するうちに、猫背だった背筋がピンと伸び、シミやシワのある「老け顔」を防ぎ、老化の二大原因である「酸化」「糖化」を抑え、脳が若返ってイキイキするようになっていく。年齢よりも5歳、10歳、若い体と見た目を手に入れることができれば幸いだ。

「老けない人」の習慣、ぜんぶ集めました。

part 1

老けない人の食事の習慣、ぜんぶ集めました。

part 2

老けない人の料理の習慣、ぜんぶ集めました。

part 3

脳の若さを保つ ボケない習慣、ぜんぶ集めました。

part

4

老けないためのアンチエイジングの習慣、ぜんぶ集めました。

part

5

10歳若返るボディケアの習慣、ぜんぶ集めました。

part 6 やっぱり大切な運動と睡眠の習慣、ぜんぶ集めました。

part 7 若見えを叶えるしぐさとふるまいの習慣、ぜんぶ集めました。

part 8 若々しさの大敵、「酸化」も「糖化」もしない習慣、ぜんぶ集めました。

part 9
絶対NG！ 老けて見える人の習慣、ぜんぶ集めました。

本文デザイン／青木佐和子

編集協力／編集工房リテラ（田中浩之）

part 1

老けない人の食事の習慣、ぜんぶ集めました。

体も見た目も老けている人と、
年齢よりもずっと若い人。
その違いを決めるポイントは、
何といっても食生活。
老けない人は何を食べている?

毎食、腹八分目に抑えるのは無理…週2回限定のダイエットで若々しい体に変身！

昔から、「腹八分目」が健康の秘訣といわれてきた。しかし、これを日々の習慣にするのはなかなか難しい。

もちろん、腹八分目の習慣は健康に好影響を与える。若いときならまだしも、基礎代謝がだんだん低下する年代になると、毎食、満腹になるまで食べていれば、内臓周辺に脂肪が少しずつたまって、おなかがぷっくり出てくる。いわゆる「中年太り」で、年齢よりも老けて見えるのは間違いない。

しかも、肥満は生活習慣病につながる入り口なので、やがて高血圧や動脈硬化が進行し、脳梗塞や心筋梗塞といった危険な病気を起こしやすくなる。日々、食べ過ぎると、見た目も体の中身もどんどん老けていってしまうのだ。

とはいえ、長年、おなかいっぱい食べていた人にとって、腹八分目の習慣はハードルが高い。食事はエネルギー補給のためだけにあるのではなく、大きな楽しみのひとつでもある。常に満腹感を得られないのは辛いだろう。

そこで、ぜひ習慣に取り入れたいのが「5対2ダイエット」という方法だ。週のうち5日間は、腹八分目を気にしないで通常の食生活をおくる。そして2日間だけ、摂取カロリーを通常の4分の1に減らし、男性なら1日600kcal程度、女性は500kcal程度に抑えるのだ。

「5対2ダイエット」の狙いは、空腹の時間をつくることにある。近年の研究により、食事制限を行うと、体内の老廃物や有害物質などを分解・リサイクルして、細胞を新しく作り替える「オートファジー」と呼ばれる働きが促されることがわかってきた。

ときどき食事制限をするだけでも、このオートファジーの働きは高まると考えられている。摂取カロリーを抑えてダイエット効果を得るだけではなく、全身の細胞を若返らせ、老化を遅らせることが期待できるわけだ。

週2日間のほか、ひと月に5日間連続でダイエットするという方法も提唱されている。双方を試してみて、自分に向いているほうを継続してはどうだろう。

15分以上かけて食事を楽しむ人は、老化のスピードもゆっくりになる

自分は早食い。こう自認している40代50代の人はほぼ間違いなく、おなかが突き出て、二重アゴではないだろうか。

実際におなかがいっぱいになっても、その信号が脳に届いて満腹を感じるまでには時間がかかる。この体のメカニズムから、早食いをすると必要以上にエネルギーを摂取し、体重が増えて生活習慣病のリスクも高まりやすいのだ。

早食いをすると「血糖値スパイク」という危険な状態に陥りやすいのも問題だ。

糖質が含まれた食べものを取ると、血液中のブドウ糖が増えて血糖値が上昇する。こうした状態は血管に負担がかかるので、すい臓からインスリンが分泌され、その働きによって血糖値が下がっていく。

ゆっくり食べると、血糖値は緩やかに上昇・下降するが、早食いすればそうはいか

ない。急速に糖質が吸収されて、血糖値が急上昇。あわてたすい臓が大急ぎでインスリンを大量に分泌し、その働きで今度は血糖値が急降下する。

こうした食後に起こる血糖値の急激な変動が、血糖値スパイクと呼ばれる危険な状態だ。早食いが習慣になると、血糖値スパイクが頻繁に起こって血管にダメージを与え、動脈硬化が進行してさまざまな生活習慣病につながってしまう。

「おじさん」「おばさん」といわれる年齢になっても、おなかが出ておらず、成人病健診でも悪い数値の出ない人は、日ごろから時間をかけて食事をする人が多いはずだ。早食いの人は、ぜひ見習ってみたい。

脳が満腹感を覚えるのは、食べはじめてから15分から20分たってから。それ以上の時間をかけて食事をすれば、無駄な食べ過ぎがなくなる。

家で夕食を取るときなどに有効なのが、箸置きを使うことだ。ひと口食べたら箸を置くようにするだけで、食事のスピードはぐっとゆっくりになる。意識してのんびり食べているうちに、おなかがへこんですっきりした体形になり、若々しく見られるようになることだろう。

日ごろから減塩を心がけている人は、顔がスベスベでシワ知らず

年齢の割にシワが少なく、顔や手足がむくんでいる様子もない。こうした人は日ごろから、塩分控えめの食事を取っている。減塩には高血圧を予防するだけではなく、シワやむくみを抑えて若々しい見た目を保つ効果もあるからだ。

塩分を必要以上に多く摂ると、血液中の塩分濃度が高まる。この状態は体に負担がかかるので、体内に水分を溜め込んで塩分濃度を薄めようとする。こうしてできるのが、水分を多く含んだむくみだ。

むくみはその重さで垂れ下がりやすいため、シワの原因になってしまう。また、血液中の塩分濃度を薄めようとする際、皮膚の細胞からも水分が奪われるので、肌が乾燥して一層シワができやすくなる。過剰な塩分摂取は、健康にも見た目の若々しさにも良くない。今日からでも減塩を心がけよう。

ご飯や麺類よりも、野菜を先に食べるだけ。「ベジファースト」は老化も抑えてくれる！

食後の急激な血糖値上昇の防止に、とても効果があるのがベジファースト。糖質の豊富な主食よりも、食物繊維がたっぷり含まれる野菜を先に食べ、糖の消化と吸収を緩やかにしようとする食べ方だ。

ベジファーストを心がけると、あとでご飯や麺類を食べても血糖値が急上昇せず、血管が傷つけられるリスクが下がることがわかっている。危険な生活習慣病につながる動脈硬化の予防が可能になるわけだ。

さらに、体の中での「糖化」の抑制も期待できる。糖化とは、余分な糖がタンパク質と結びつく現象のこと。こうしてできる物質は「ＡＧＥｓ」と呼ばれ、さまざまな面で老化を進める大きな原因になる。ＡＧＥｓは血糖値が高い状態のもとで作られやすい。その意味から、ベジファーストは糖化防止にも非常に有効な習慣なのだ。

カテキン効果で老けにくく、脳も若くなる。お茶の飲み方にはちょっとしたコツがある

1日のうちに何杯も緑茶を飲む人は、まったく飲まない人と比べて、見た目の若々しさや健康診断の数値が随分違うかもしれない。

緑茶に含まれている有効成分は、ポリフェノールの一種である「カテキン」。抗酸化作用が高い物質で、老化の原因となる体の酸化を抑えてくれる。ほかにも抗菌・抗ウイルス、肥満予防、認知症予防などの効果もあり、毎日摂取したい物質だ。

ただし、このカテキンにはひとつ弱点がある。せっかく摂取しても、残念ながら効果が長続きしないのだ。緑茶を飲んで1～2時間後に作用が高まるものの、それ以降は効果が徐々に低下していき、4時間もたつと働かなくなってしまう。

こうしたカテキンの性質から、一度に緑茶を大量に飲むのではなく、2～3時間のインターバルを空けてこまめに飲むのが正解だ。

納豆やオクラ好きが老けにくいのは、ネバネバに秘められたパワーのおかげ

朝ご飯には納豆が欠かせない。夏野菜のオクラ、モズクやメカブといった海藻、長芋の山かけなども大好物。とにかく、ネバネバした食べものなら、何でも好きでたまらない。

こういった人は、精力的で元気いっぱいなイメージがあるが、実際、その通りであることが多い。ネバネバ食品は若さを保つのに絶好の食べものなのだ。

納豆やオクラなどのネバネバの正体は、じつは食物繊維。もっとくわしくいえば、水溶性食物繊維だ。

食物繊維には大きく分けて水に溶けないタイプと溶けるものがあり、両者の働きは違う。前者の不溶性食物繊維が豊富に含まれているのは、大麦をはじめとする穀類、きのこ類、豆類、多くの野菜など。体内で消化・吸収されずに便の材料となるので、

スムーズな排便を促してくれる。

これに対して、ネバネバしている水溶性食物繊維は、胃腸の中で食べものを包み込み、ゆっくりと移動させる働きがある。ネバネバのガードで消化酵素が触れにくいこともあって、食べたものの消化・吸収は緩やかに進んでいく。

こうした働きによって、ネバネバ食品を食べると血糖値が急上昇しないので、生活習慣病につながる動脈硬化が進みにくい。あわせて、老化の原因となる糖化も防ぐことができるのだ。

水溶性食物繊維の働きとして、乳酸菌やビフィズス菌といった善玉菌のエサになることも見逃せない。善玉菌が元気になると腸内環境が整えられ、便秘や下痢になりにくい、免疫力がアップして感染症にかかりにくい、効率良く栄養が吸収されて太りにくい、自律神経のバランスが良くなる、といったさまざまな効果を得られる。

ネバネバ食品を食べる際は、「ベジファースト」ならぬ「ネバネバファースト」を心がけるようにしよう。主食よりも先に食べれば、糖などを一層効率的に包み込み、体の中から老化防止を期待することができる。

若く見られたい、健康でいたいのなら、「うどん」よりも「そば」を選ぶべき理由

ランチを麺類で手軽に済ませたいとき、あなたはうどんとそばのどちらを選ぶだろうか。うどんしか注文しない、という人は要注意だ。同年代のそば派の人に比べて、見た目も体の中身も老けている可能性がある。

味や栄養面、嗜好についてはさておき、食後の血糖値の動きに注目した場合、うどんよりもそばのほうがかなりヘルシーだ。その根拠は「GI値（グリセミック・インデックス）」にある。

この値は、ある食品を食べたあと、血糖値がどのくらい上昇するのかを示すものだ。ブドウ糖の上昇速度を100として数値化されている。

シドニー大学が発表した定義では、GI値が70以上の食品を「高GI食品」、55以下の食品を「低GI食品」、中間である56～69の食品を「中GI食品」としている。

それぞれの代表的な食品をあげてみよう（※調査方法によって、若干異なる場合あり）。

◎高GI食品…白米　パン　うどん　もち　せんべい　ジャガイモ　ニンジン　果物　ジャム　練乳

◎中GI食品…玄米　コーンフレーク　サツマイモ　パイナップル　柿　ブドウ　アイスクリーム

◎低GI食品…そば　スパゲッティ　はるさめ　リンゴ　ミカン　葉物野菜　きのこ　チーズ　ヨーグルト

食後の血糖値の上昇具合は、体の老化に深くかかわっている。このメカニズムから、GI値の高い食品を食生活の中心に据えると老化しやすく、低いものをよく食べると老化しにくい。急ぎのランチで高GI食品のうどんよりも、低GI食品のそばを推奨するのはこの点にある。

GI値のほかに「GL値（グリセミック・ロード）」という指数もある。一般的な食事での炭水化物量を摂取した際の血糖値の上昇具合を示すものだ。これもGI値と同様に、数値が高いほど食後の血糖値が急上昇し、体の老化が進みやすくなる。

コンニャクや海藻、黒ゴマなど、「黒い食べもの」が好きな人は肌がスベスベ

赤ちゃんや幼児の肌はツルッツル。そうしたピカピカの肌は年齢とともに失われていくが、それでもできる限り、潤いをキープしておきたいものだ。肌が荒れてカサカサになっていたら、周りからは年齢よりも老けて見えるに違いない。

荒れてしまった肌からは、「セラミド」といわれる重要な成分が失われている可能性が高い。肌には乾燥などの刺激から守るバリア機能が備わっている。セラミドはその主成分だが、加齢とともに減っていく運命にある。

手をこまねいていれば、セラミドの減少とともに、肌はしだいに潤いを失って荒れていく。そこで重要なのが、食事によってセラミドを摂取することだ。セラミドが豊富な食品は生芋コンニャク、黒豆、ワカメ、ヒジキ、黒ゴマなど。「黒い食べもの」に多く含まれていると覚えておこう。

毎日欠かさず、発酵食品を食べる。あの人の若々しさのもとは「菌活」だった

近年、アンチエイジングに関する研究が進み、若々しくて病気をしない人は腸年齢も若いことがわかってきた。感染症とも強い関連性があり、新型コロナウイルスに感染した場合、腸内環境が悪いと重症化しやすいという報告もある。

逆にいえば、腸内環境を整えて腸年齢を若く保てば、いつまでも若々しくいられ、感染症にも負けないでいられるかもしれない。そこで心がけたいのが、乳酸菌やビフィズス菌、納豆菌などを腸に送り込む「菌活」だ。これらの微生物を含む発酵食品を積極的に食べ、腸内で善玉菌の働きを活発化させて腸内環境を整えるのだ。

日本は発酵食品の宝庫。味噌や納豆、漬物をはじめ、さまざまな発酵食品を手軽に食べられる。若々しさを手放さないため、毎日の食生活に取り入れて、菌活に励んでみてはどうだろう。

肉を食べない日はあっても、魚を食べない日がない人は長生きする

朝食のおかずは塩ザケで、昼食はサバ味噌定食、仕事帰りの居酒屋ではまず刺身を注文。こういった食生活をしている人は、毎日たっぷり「オメガ3系脂肪酸」を摂取しているので、見るからに若々しいのではないか。

オメガ3は体に良い不飽和脂肪酸の一種で、体内では作ることができない。血液をサラサラにしたり、肌のターンオーバー（周期的な生まれ変わり）を促したりと、体の内側でも表面でもよく働いて、老化のスピードを緩やかにしてくれる。

魚には代表的なオメガ3である「ＥＰＡ（エイコサペンタエン酸）」と「ＤＨＡ（ドコサヘキサエン酸）」がたっぷり含まれている。オメガ3はエゴマ油やアマニ油からも摂れるが、毎日食べても飽きることなく、多くの量を効率的に摂取できるのは何といっても魚だ。

加えて、「頭が良くなる油」ともいわれるDHAには、脳の若さを保つ効果もあることがわかっている。高齢者にDHA入りの魚肉ソーセージを毎日食べてもらったところ、年齢とともに衰えるはずの記憶力や計算力を維持できたという驚きの実験が報告されている。

EPAやDHAが最も多く含まれているのはマグロのトロだ。高価な食材だから毎日食べるわけにはいかないが、ほかの多くの魚からも十分摂取できるので問題ない。なかでも値段の安い青魚に多いのがうれしいところだ。

塩ザケでよく出回っているタイセイヨウサバ（ノルウェーサバ）、サンマやマイワシ、マサバといった値段の安い青魚に豊富で、ほかにも旬の時期のブリなどにたくさん含まれている。

ただ、EPAやDHAは加熱に弱く、酸化もしやすい。このため、刺身などにして生食するのがベストの食べ方だといわれている。とはいえ、焼き魚なら9割近く、フライにしても5割前後の量は失われずに残る。調理方法はそれほど気にしないで、できるだけ頻繁に食べるのがいいだろう。

疲労を回復させ、脳の若々しさも保つ。胸肉をいっぱい食べれば、疲れた中年にはならない

ダイエットや筋トレをしている人が好んで食べるのが、典型的な低脂肪・高タンパク食品である鶏の胸肉。最近は、「老けたくない」と思う人も積極的に食べているのではないか。ヘルシーなのはもちろん、内臓や脳などの老化防止に効果大だからだ。

胸肉は鶏が羽ばたくときに使われる筋肉。激しい運動をしても疲れがたまらないように、抗酸化作用の高い「イミダゾールペプチド」という物質が含まれている。この物質は当初、疲労回復の面から注目されていたが、研究が進むにつれて、体の酸化や糖化を抑え、老化防止の働きがあることがわかってきた。さらに、脳の前頭前野の萎縮も抑えるので、中年以降の物忘れの進行も防いでくれそうだ。

効果をあげるのに必要な量は、1日200㎎程度。鶏の胸肉なら、100gも食べれば摂取することができる。

最近、髪が薄くなったかも…。気になる人は牡蠣フライ定食で亜鉛を補給

あれ、額がちょっと広がったかも……。髪の毛が細くなったのでは……。年齢を重ねるにつれて、髪のことが気になるようになっていく。自分もそうだと思うなら、食事でもっと亜鉛を摂取してみてはどうだろう。

髪は主にタンパク質の一種「ケラチン」からできている。このケラチンを体内で合成するのに、欠かせない役割を果たしているのが亜鉛。不足すると髪を正常に作ることができなくなり、細くなったり抜けやすくなったり、艶がなくなったりと、嫌なトラブルを招いてしまうのだ。

亜鉛の補給により、髪の量を増やすことはできないものの、髪の健康をキープするのは十分可能だ。抜きん出て多い食品は牡蠣。ほかには豚レバー、赤身の肉、ホタテ、ウナギ、チーズ、納豆などにたくさん含まれている。

最強のアンチエイジングおやつ、ナッツを毎日つまめば老化速度がゆっくりに

食事の合間に何かをちょっとだけ食べたくなったら、あるいは酒をちびちび飲むときのつまみにするなら、どういったものを口にするだろうか。

甘いお菓子がいちばん、油で揚げたスナック類に限る、つまみなら塩辛いもの、などという人は年齢以上に老けていそうだ。すごく若々しいな、肌がツヤツヤだ、とまわりから思われたいのなら、これからはナッツをポリポリ食べるようにしよう。

ナッツは抗酸化作用のあるビタミンEが豊富で、体に良いタイプの脂質なども多い。これらが血管を健康にし、その働きからシミやシワも少なくなって、体の内側も外側も若々しく保ってくれるのだ。

ひと口にナッツといっても、それぞれに特徴がある。まず、ナッツのなかでもビタミンEが群を抜いて多いのがアーモンドだ。

ビタミンEは血管の若さを保つ、細胞の酸化を防いで老化の進行を緩やかにする、LDL（悪玉）コレステロールの酸化を抑制するといった働きを持っている。健康やアンチエイジングに欠かせないビタミンだ。

ビタミンEの1日の摂取目安量は、40代男性が6㎎で女性は5・5㎎、50代男性7㎎で女性6㎎となっている。アーモンドには100g中30㎎も含まれており、1日に20粒前後食べるだけで目安量に達する。

クルミも人気の高いナッツ。人間の体では作れないオメガ3系脂肪酸である「αリノレン酸」が非常に多いのが特徴だ。ただしその分、カロリーの高い食品なので、食べ過ぎないように注意しよう。

殻から外して食べるピスタチオも優秀なナッツ。オリーブオイルに多く含まれているオレイン酸が豊富で、その働きによって血管を軟らかくしてくれる。

いずれのナッツにも、豊富に含まれているのがポリフェノールだ。その抗酸化作用により、さまざまな面から体が老化するのを防止する。口がさびしくなったときは、ナッツをつまむようにしよう。

ポリフェノールと食物繊維がたっぷり。驚くほど老け防止効果のある高カカオチョコ

チョコレートは甘くて脂肪分も多く、あまりヘルシーとは思えないだろう。けれども、近年は「カカオ70％」「カカオ85％」などとうたう高カカオチョコレートというタイプがある。これらの栄養価は、従来の砂糖や乳脂肪たっぷりのものとは随分異なり、健康意識の高い人にもおすすめだ。

高カカオチョコレートに豊富なのが、抗酸化作用の高い有効成分としておなじみのポリフェノール。同じ重さで比較すると、高カカオチョコレートには赤ワインの4倍以上も多く含まれているのだから、これを上手に利用しない手はない。

食べる時間は食事の前がベスト。抗酸化作用によって血管の老化などを予防するだけではなく、「リグニン」という不溶性食物繊維の働きにより、食後の血糖値の急上昇を防ぐことができる。夕食前に1かけらつまむのを習慣にしてはどうだろう。

コーヒーはカフェインのデメリットよりも、ポリフェノール効果のほうがはるかに大

コーヒーはカフェインが多いので体に良くない。こういったイメージがあったのは昔の話。研究が進んだいまでは、1日3～4杯程度にとどめ、快眠のために夕方以降には飲まないことを心がければ、コーヒーを飲む習慣は若々しさを保って長生きにつながると考えられている。

適量のコーヒーが健康に有効なのを証明した研究は多い。そのひとつが欧州心臓病学会による調査で、コーヒーを1日0・5～3杯飲む人は、まったく飲まない人と比べて、心筋梗塞や脳卒中などによる死亡リスクが約17％低くなることがわかった。

1日数杯のコーヒーを習慣づければ、糖尿病にもなりにくくなる。日本で行われたある調査で、コーヒーを1日3～4杯飲む人は、まったく飲まない人よりも、糖尿病の発症リスクが男性で約17％、女性で約38％も低下するという結果が出た。

健康に対するコーヒーの素晴らしい効果は、抗酸化作用の高い「クロロゲン酸」というポリフェノールの作用だと考えられている。

食後などにコーヒーを飲んでひと息つく。たったこれだけで、生活習慣病の予防に効果があるのだから、実行しない手はないだろう。

見た目の若々しさを保つためにも、コーヒーを飲む習慣は欠かせない。女性の肌とコーヒーの関係を調べた研究で、コーヒーを多く飲む人ほど肌の色素沈着が少ないことが明らかになった。年齢を重ねるごとに気になる肌のシミを抑えてくれる可能性があるわけだ。

ポリフェノールの多い飲みものは、コーヒーのほかにも緑茶やココアがあげられる。緑茶のカテキン効果はよく知られているが、ココアに含まれる「フラボノイド」というポリフェノールも老化防止によく効く。

たとえば、ココアを毎日飲んだら、肌の弾力が増し、シワが目立たなくなったという韓国の研究がある。コーヒーや緑茶、ココアを毎日飲むという簡単な習慣が、老けないための第一歩だったのだ。

甘いものは食後のデザートか、お茶やコーヒーと一緒に食べると老けにくい

若く見える体形を保つには、甘いおやつは大敵だ。食べたらすぐに血糖値が急上昇。これは大変だとインスリンが分泌され、今度は血糖値が急降下する。体に良くない血糖値スパイクに加え、インスリンが働き過ぎるのも良くない。その作用で、余ったブドウ糖が中性脂肪に変わり、肥満に向かってまっしぐらだ。

老けないためには、甘いおやつはできるだけ控えるほうがいい。それでも食べたい人は、間食ではなく食後に食べるようにしよう。こうすれば、すでに血糖値が上がっているため、おやつを食べても血糖値スパイクは起こらない。

もうひとつの対策は、必ず緑茶やコーヒーと一緒に食べることだ。緑茶のカテキン、コーヒーのポリフェノール効果によって、糖の吸収が抑えられ、血糖値が急上昇しにくくなる。おやつをやめられない人は、どちらかの方法で対処しよう。

part

2

老けない人の料理の習慣、ぜんぶ集めました。

何を、いつ、どう食べるのか。
コントロールしやすいのは
毎日、家で作る料理。
老けない体をキープする
とっておきの秘策を伝授しよう。

オリーブオイルの主成分、オレイン酸は加熱に強い。サラダはもちろん、炒め物にも使ってみよう

香りが高く、健康にも良い影響を与えると人気のオリーブオイル。加熱すれば変質してしまうと思って、ドレッシングなどに使われるだけのことも多いようだ。しかし、それは大間違い。生活習慣のなかでアンチエイジングを強く意識する人は、炒め物などにも利用しているはずだ。

オリーブオイルの組成の4分の3を占めるのが「オレイン酸」。健康効果の高い不飽和脂肪酸で、善玉コレステロールを減らすことなく、悪玉コレステロールだけを減らすという離れ業を持っている、

オレイン酸は熱に強く、加熱されても健康効果を失わない。揚げ物に使うと割高でもったいないかもしれないが、炒め物程度ならそれほど気にならないだろう。毎日、オレイン酸効果を得るため、サラダ油から切り替えることをおすすめする。

味噌汁にオリーブオイルを足すだけで、きれいなツヤツヤ肌に変身！

オリーブオイルの健康効果を考える際には、わずかに含まれている微量成分も見逃せない。抗酸化作用の高いポリフェノールやビタミンE、緑色の成分であるクロロフィルなど、微量でも体に有効に働く成分が豊富なのだ。

健康に対する効果を得るためには、1日に大さじ1～2杯程度のオリーブオイルを取るのがいいだろう。オレイン酸は酸化しにくい油だが、それでも開封後、徐々に劣化していくので早めに使い切るほうがいい。ドレッシングや炒め物などのほか、いろいろな料理に使って、香りとともに健康効果を加えてみたい。

手軽でちょっと変わったオリーブオイルの使い方として、味噌汁に数滴垂らす方法がある。刺身を食べるとき、醤油に少し混ぜてみるのもおすすめだ。ほかに、納豆や焼き魚などにも意外に合うので試してみよう。

何歳になっても若々しい人は、朝食でオリーブオイルをかけたトマトを食べる

真っ赤なトマトは見るからにおいしそうで、栄養も豊富に含まれている。トマトの最も重要な有効成分「リコピン」があるのは、まさにその赤い色の中。黄色または赤色の色素成分であるカロテノイドの一種で、β-カロテンの約2倍、ビタミンEの100倍以上の強力な抗酸化作用を持っている。

野菜のなかでもトマトのリコピン含有量は群を抜き、2番目に多いニンジンの約18倍もある。老けない体を手に入れるため、トマトは毎日でも食べたい野菜のひとつなのだ。

トマトからリコピンを効率良く摂取するにはコツがある。そのひとつは、油と一緒に食べることだ。

リコピンは脂溶性の成分なので、油に溶けた状態のほうが吸収力がアップする。サ

ラダで食べる場合、ノンオイルドレッシングではなく、油を混ぜたドレッシングをかけるようにしよう。

その油についても、種類によってリコピンの吸収率が異なることを覚えておきたい。最も吸収率が高いのはオリーブオイルで、それにサラダ油、サフラワー油と続く。加熱して細胞壁を壊せば、リコピンの吸収率は一層高まるので、オリーブオイルで炒めてトマトソースなどにするのもおすすめだ。

リコピンは1日3食のうち、いつ食べるかでも吸収率が変わる。ケチャップメーカーのカゴメが行った実験を紹介しよう。成人男女に朝・昼・夜の各時間帯でトマトジュースを飲んでもらい、その後の血中のリコピン濃度を測定したものだ。

実験の結果、朝にトマトジュースを摂取すると、体内に吸収されるリコピンの量が最も多いことがわかった。次いで夜、昼の順に多く、これらの違いは食事をするまでの絶食時間の長さと関係しているのではないか、と推論している。

以上見てきたリコピンの特徴から、トマトは朝食でオリーブオイルと一緒に食べるのがベストということになる。毎朝の習慣に取り入れてみてはどうだろう。

完熟手前のトマトはすぐに食べないで！
追熟させるとリコピンが増えていく

スーパーでトマトを購入。さあ食べようかと袋から取り出してみると、ヘタのまわりが緑がかっていて、全体的に何だか固い。こうしたときには、すぐには食べないようにしよう。

トマトのリコピン効果をよく知る人は、完熟していないトマトを買ってしまった場合、ひと手間かけて追熟させる。冷蔵庫の野菜室に入れて、赤くなるのを待つのではない。トマトは夏野菜なので、低温下ではそれ以上熟してはくれないからだ。

まず、トマトをひとつずつ新聞紙に包み、ヘタを下にしてザルやボウルなどに入れる。こうして温度が上がり過ぎず、15℃～25℃くらいの直射日光の当たらないところに置いて、数日待つのだ。熟して赤くなれば、おいしさが増すだけでなく、リコピンの量も多くなっている。一石二鳥の保存方法だ。

傷のある安売りのナスやトマトを見つけたら「買い」！

スーパーの野菜・果物売り場では、傷のついたものがタタキ売り同然の値段で売られていることがある。そういった傷ものを見つけたら、「これはラッキー！」と思って、即座にカゴに入れるようにしよう。

じつは、野菜や果物は表面に傷がついたもののほうが栄養価が高い。人間の体が傷ついた場合、細菌などの侵入を防ぐために、白血球をはじめとする免疫細胞が集まってくる。野菜や果物も同じで、抗酸化作用の高い物質を増やして、それ以上傷んだり腐ったりしないようにするのだ。

ナスの傷ついた皮には、特有のポリフェノールである「ナスニン」が通常の2倍も含まれている。また、傷もののリンゴにも「リンゴポリフェノール」が最大で20％多い。その分、健康効果が高まっているのだから、買わない手はないだろう。

朝は塩ザケ、昼はサケフライ、夜はちゃんちゃん焼き。赤い色素の強烈効果で、どんどん若返っていく!?

週に2～3回は朝食で塩ザケをおかずにし、夕食ではサーモンの刺身やムニエル、ちゃんちゃん焼きなどをよく食べる。

このようにサケがよく食卓に上がる日々を過ごしていると、肌がスベスベでシワが少なく、疲れ知らずで眼精疲労もなく、血管も丈夫。「いつも元気で、若々しいね」といわれるようになるかもしれない。

サケがアンチエイジングに効果大なのは、「アスタキサンチン」という有効成分を豊富に含んでいるからだ。サケ独特の赤色の色素で、β-カロテンやリコピンなどと同様に、カロテノイドの仲間に分類される。

アスタキサンチンはもともと、サケの体の中にあったわけではない。ヘマトコッカスという藻類に含まれており、それがオキアミなどの動物性プランクトンのエサとなり、食物連鎖の末にサケの体に蓄積されたものだ。

アスタキサンチンの抗酸化作用は極めて強く、活性酸素に対する効力がトマトに含まれるリコピンの1・6倍あり、脂肪の酸化を防ぐ力がビタミンEの約1000倍という報告もある。

抗酸化作用のなかでも、紫外線から肌を守るのが得意分野。サケ料理を頻繁に食べることで、肌に若々しい張りを与えて、シワやシミを防ぐアンチエイジング効果が期待できる。

加えて最近の研究によって、アスタキサンチンには脳の若さを保つ効果もあることがわかってきた。筑波大学の研究によると、アスタキサンチンを摂取するとともに軽めの運動を心がけると、記憶をつかさどる脳の海馬の働きが良くなり、特に空間学習能力がアップしたという。ほかにも炎症や動脈硬化、ガンの発生などの抑制、糖尿病の予防、免疫アップ、眼精疲労の軽減などに働くことが明らかになっている。

サケの仲間のなかでも、特に赤色の強いベニザケに一層多く含まれているので、食品売り場で見つけたらぜひ買うようにしよう。

えっ！ キムチなのに発酵していない？
乳酸菌効果を得たいなら、熟成発酵タイプを選択

乳酸菌の働きはいいこと尽くめ。腸内環境を整えて便秘をなくす、免疫力がアップする、効率良く栄養を吸収する、肌荒れをなくす、自律神経のバランスを良くするといった、若々しさを保つためのさまざまな健康効果が期待できる。

供給源としては、ヨーグルトを真っ先に思い浮かべるだろう。ただ、動物性の発酵食品中にある乳酸菌は、実験室で胃の中と同じような環境に置くと、3時間後にはほとんど死んだという研究がある。一方、植物性の発酵食品中にある乳酸菌の多くは生き残った。前者は胃の中でほぼ死滅するが、後者は腸まで届く可能性があるわけだ（特定保健用食品などのヨーグルトには腸まで届くと考えられるものもある）。

死んだ乳酸菌は腸内で善玉菌のエサになるので、腸内環境を整える効果は十分ある。とはいえ、生きたまま腸に届いたほうが、より健康のために働いてくれそうだ。

植物性の食品中にある乳酸菌が強いのは、糖が少なくて細胞壁の固い野菜をエサにし、しかも低温で塩分濃度が高い過酷な場所で発酵するからだと見られている。

植物性の発酵食品といえば、代表的なものに漬物やキムチがある。毎日の食事に取り入れて、積極的に「菌活」をしたいものだ。

しかし、市販されている漬物やキムチのなかには、じつは乳酸菌がほとんど含まれていない商品がある。さほど発酵させておらず、浅漬けの野菜に調味液を混ぜて、お手軽に作っている漬物やキムチが多いのだ。そうした商品からも、野菜に含まれている各種ビタミンやミネラル、食物繊維などは補給できるので食べる価値は十分ある。けれども、発酵食品ならではの腸内環境を整える効果はほとんど期待できない。

漬物やキムチを購入する場合は、買い物カゴに入れる前に原材料をチェックすることをおすすめする。漬物の場合、昔ながらの無添加商品をスーパーで探すのは困難かもしれない。自宅でぬか床を用意し、新鮮な野菜を漬けてみるのがいちばんだ。

キムチについては、熟成発酵させた本場韓国産の商品に限り、韓国政府認定の「キムチくん」マークがついているので確認しよう。

体の酸化も糖化も防ぐスーパー栄養成分、スルフォラファンはブロッコリースプラウトで摂取

各種ビタミン類やポリフェノールなどの有効成分が含まれ、食物繊維も豊富な野菜は若さと健康を維持するのに欠かせない。なかでも老け防止という面から見ると、最強の野菜のひとつにあげられるのがブロッコリースプラウトだ。

ブロッコリースプラウトは、スーパーの食品売り場でカイワレ大根の隣あたりに並んでいる。見た目はひどくヒョロヒョロしており、カイワレよりも一層細い。栄養価の高さを知らなければ、なかなか手が伸びなさそうな野菜だ。

正体は名前の通り、ブロッコリーの新芽（スプラウト）。一般的な食材であるブロッコリーのつぼみも栄養たっぷりだが、新芽にはさらにすごいパワーが秘められている。近年、大いに注目されている栄養成分は「スルフォラファン」。抗酸化作用や解毒作用、抗炎症作用などが非常に強く、老化の大きな原因である酸化と糖化の防止に

役立つと期待されている。

ブロッコリーの新芽には、この有効成分がつぼみや茎の20倍以上も多く含まれている。ほかの野菜と比べても格段に多く、スルフォラファンを摂取したいのなら、ブロッコリースプラウトに勝るものはない。

スルフォラファンの機能の素晴らしさは、さまざまな研究によって確かめられている。一例が、東海大学とカゴメの共同研究だ。γ-GTPなどの肝機能を示す数値が高い人を対象に行われたもので、スルフォラファンを継続して摂取すると、低下していた肝機能が改善したという。酒好きの人にとって、じつに朗報だ。

ほかにもブロッコリースプラウトを食べるのを習慣にすると、メタボの指標となる腹囲や体重が減ったといううれしい報告がある。同じ研究では、総コレステロールや糖尿病のリスクを判別するヘモグロビンA1cの数値も良くなった。おなかがへこんで見た目がすっきりし、生活習慣病のリスクも減るというわけだ。

100円ショップで種を購入し、コップなどで簡単に芽出しさせることもできる。発芽後3日目が最も栄養価が高くて食べごろだ。

キャベツや大根の葉、小松菜など、アブラナ科の野菜を生食したら老けにくい！

ブロッコリースプラウトに豊富に含まれている有効成分「スルフォラファン」。毎日たっぷり摂取したいものだが、いつもサラダにブロッコリースプラウトを添えていては飽きてくる。

そこで、ブロッコリーも属するアブラナ科の野菜の力を借りよう。ブロッコリースプラウトほどではないが、キャベツや小松菜、大根の葉、カイワレ大根、菜の花などにもスルフォラファンは含まれている。

しっかり摂取したいのなら、加熱しないでサラダや漬物などで生食をするに限る。スルフォラファンは熱に弱く、60℃以上の温度にさらされると活性が失われてしまう。数種類のアブラナ科の野菜を混ぜたベビーリーフの種を購入し、プランターなどで育てて、若葉を摘んでサラダにするのもいい方法だ。

野菜をゆでると、ビタミンCがどんどん消失。蒸したら残存率が倍近くにアップする!

各種ビタミンのなかでも、ひと際知名度が高いのがビタミンC。野菜や果物から摂取したい最重要の栄養のひとつだ。

ビタミンCが本当に不足すれば、人間の体は大変な状態に陥ってしまう。ヨーロッパから香辛料の産地であるアジアを目指した大航海時代には、ビタミンC不足のまま長期の航海を続けたことから、乗組員が次々と壊血病になって死んでいった。

その後、18世紀後半になって、船に大量のザワークラウト(酢漬けキャベツ)を積み込むようになる。このおかげで、航海中にもビタミンCの補給が可能になり、ようやく壊血病による被害は収まった。

健康保持に欠かせない栄養であるビタミンC。抗酸化作用によって全身の老化を防いだり、免疫力を高めたりと、さまざまな健康効果を持っている。コラーゲンの合成に不可欠で、肌の若々しさを左右する成分としても重要だ。

果物の場合、生食によってビタミンCをまるごと摂取できるが、野菜は生をサラダにして食べるほかにも、ゆでたり炒めたりされる。ビタミンCは水溶性なのに加えて熱にも弱いので、調理の仕方によって残存率が随分異なることを知っておきたい。

調理方法ごとのビタミンC残存率を調べた論文によると、最も効率的なのは「蒸す」ことで、調理後もビタミンCが約83％残っていた。

次が「電子レンジによる加熱」で残存率は約80％、さらに「フライパンで炒める」が約71％、「オーブンで焼く」が約68％、「煮る」が約67％、「揚げる」が約63％。そして、調理後にビタミンCがいちばん残っていない料理方法が「ゆでる」ことで、残存率は約46％しかなかった。

1位の「蒸す」と最下位の「ゆでる」では残存率が倍近くも違う。ブロッコリーや小松菜、ジャガイモなどはゆでるのではなく、蒸すのがおすすめだ。蒸し器がない場合は購入することになるが、得られる結果から考えれば、その価値は十分にある。ただ、ホウレンソウなどのアクの強い野菜の場合、蒸すのは向かないので要注意だ。

赤や紫はアンチエイジングに効く色素。カラフルな夏野菜を年中食べると老けにくい

四季それぞれの時期に育つ、旬の野菜を食べるのが健康のもと。こういわれることもあるが、いまはさまざまな野菜が年中出回っている。なかでも色の濃いカラフルな夏野菜には、アンチエイジングに有効な成分がたっぷり含まれているので、季節に限らずたくさん食べるようにしたい。

たとえば、ナスの紫色は「ナスニン」という抗酸化作用の高いポリフェノール。ブルーベリーに多い「アントシアニン」の一種なので、目を健康に保つ効果もある。ナスニンは皮にしかなく、焼きナスなどの皮をはぐ料理からは摂取できない。水溶性なのも要注意で、あく抜きの際は水に長時間浸けないようにしよう。

ほかにもリコピンたっぷりの真っ赤なトマト、β-カロテン豊富な赤パプリカや黄色いカボチャなど、カラフルな夏野菜はすべて老化防止に効果大と考えていい。

フランス人を健康にする赤ワイン効果は、コケモモジャムで手軽に得られる

フランス料理で思い浮かべるのは、バターや生クリーム、チーズなどを使った肉料理。飽和脂肪酸がたっぷり含まれているので、毎日食べていれば生活習慣病にまっしぐらという気がするだろう。にもかかわらず、フランス人はヨーロッパ諸国の中で、心筋梗塞で死亡する割合が高くない。いったい、どういうことなのか？

この不思議な現象は、ボルドー大学のルノー博士によって「フレンチパラドックス（フランスの矛盾）」と名づけられる。博士はさらに、矛盾した結果を生み出している理由は、抗酸化作用のある赤ワインを日常的に飲んでいるからだと結論づけた。

赤ワインの抗酸化作用のもとはポリフェノール。なかでも、「レスベラトロール」という成分が強く働くからだといわれている。近年、このレスベラトロールについて研究が進み、健康に対するさまざまな効果があることがわかってきた。

フレンチパラドックス関連では、動脈硬化の予防があげられる。ほかの生活習慣病についても有効で、糖尿病を予防する効果があるという。脳に対しても好影響を与え、記憶学習能力の低下を防いで、認知症になりにくくするという報告がある。歯の健康にも効果があり、歯周病を発生させる細菌を減らすことが明らかになっている。

中高年がかかりやすい病気を予防し、脳を活き活きとさせ、年齢を重ねても歯の健康を保つ。まさに、老けないためにぜひ摂りたい栄養成分ではないか。

では、赤ワインをたくさん飲めば健康をキープでき、見た目も老けないのだろうか。赤ワインからレスベラトロールの有効量を摂取するには、1日1ℓを飲む必要があるそうだ。日本人はアルコールを分解する能力が低いこともあって、毎日、それほど飲んでいたら、肝臓が悪くなってしまうだろう。

レスベラトロールを効率的に摂るには、北欧に生育するリンゴンベリー（コケモモ）というベリー類がおすすめだ。その果実には赤ワインの原料となるブドウの約2・4倍のレスベラトロールが含まれている。ジャムが市販されているのでぜひ購入し、パンに塗ったりソースを作ったりして食べてみよう。

part
3

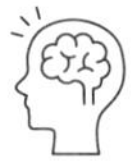

脳の若さを保つ
ボケない習慣、
ぜんぶ集めました。

「もう歳だから…」
このセリフは絶対禁物。
脳の若さを失わないことが、
老けない体と心をキープする
最大の原動力になる！

すぐに思い出せなくても、「あれ」「それ」と言わない人は老けない

年齢を重ねると、人の名前や固有名詞がなかなか出てこなくなる。そういったとき、つい使ってしまうのが「あれ」「それ」という曖昧な言葉。気心の知れた相手には伝わるかもしれないが、できるだけやめておきたいものだ。

頭の中にイメージはぼんやり浮かんでいるが、それを言葉として表現できない。しかし、相手と会話をつなげなくてはいけない……。このようなとき、「あれ」「それ」の出番となる。50歳前後から多く見られる物忘れの一種で、「あれあれ症候群」ともいわれる。

見た目がいかに若々しくても、会話の中で「あれ」「それ」を頻発する人は、年齢よりも老けて見られてしまう。言えば言うほど、脳がどんどん老けていく可能性もあるから、今日から使わないように注意しよう。

「あれ」「それ」という言葉を使いたくなるのは、脳内の記憶倉庫にしまわれている固有名詞を引っ張り出せないからだ。

時間をかけても、どうしても出てきそうもない場合は仕方がない。けれども、もう一歩で倉庫から引っ張り出せそうだ、というときにあきらめてはいけない。せっかくしっかり覚えたのだから、思い出そうと最後まで努力をしよう。

「あれ」「それ」を口にする回数が多い人は、記憶倉庫から取り出そうと作業をするとき、途中で投げ出すのが癖になっている。そういった怠け癖がしっかりつくと、脳の働きはしだいに衰えていく。

50歳以降ともなると、残念ながら、加齢による脳の機能の低下も加わる。日ごろから、思い出すための努力を怠っていると、年を追うごとに脳はさびついて、物忘れはひどくなっていくばかりだ。

脳を活性化させるために、多少時間をかけても思い出す習慣をつけよう。「あれ」「それ」をまったく口にしないのは難しいかもしれないが、使う頻度を少なくすることはできるはずだ。

口にすればするほど、本当に老けていく「もう歳だから…」は絶対に言わない

「もう歳だから」が口癖になっている人がいる。確かに40代後半あたりから、運動をすればすぐに息切れし、何かとやる気や根気がなくなっていく。その意味では、「もう歳だから」という言葉自体は間違っていないのかもしれない。しかし、いつまでも若々しくありたいのなら、決して口にしてはいけない言葉だ。

なぜ、自分が歳を取ったということを口にしてはいけないのか。これは「プライミング効果」という現象で説明できる。先に受けた何らかの刺激によって、その後の行動や判断が影響される心理効果を指す。

たとえば、ドラマでショートケーキを食べるシーンを見ると、何となくスイーツがほしくなる。あるいはカレー店の前を歩いたときにスパイスの良い香りが漂ってくると、夕飯にカレーを食べたいと心を動かされる。

こうしたプライミング効果を扱ったニューヨーク大学の興味深い研究を紹介しよう。学生に5つの言葉を使って短い文章を作るように指示したものだ。その実験のなかで、ひとつのグループだけには「シワ」「白髪」「髪が薄い」「忘れっぽい」といった高齢者をイメージさせる言葉を混ぜておいた。

そして各グループが文章を作成したのち、別の部屋に移動してもらった。そのときの移動速度を測定したところ、高齢者を連想させる言葉を使ったグループのみ、歩く速度が遅くなったのだ。これは高齢者の言葉のイメージに引きずられて、行動がゆっくりしたものになったのだと説明されている。

この研究結果から、「もう歳だから」を口癖にしていると、たとえそれが本心ではなかったとしても、無意識のうちに高齢者っぽい行動を取るようになる可能性がある。老けないためには、絶対に使ってはいけないNGワードだったのだ。

「もう歳だから」のほかにも、「若くない」「老けたから」「疲れた」「しんどい」「もう嫌だ」といった言葉も禁句にしよう。口にすれば、その言葉のイメージに行動が引っ張られて、どんどん老けていってしまうかもしれない。

毎日ひとつ、新しいことにトライ。前頭前野を刺激し、脳の若々しさを保つ

何が好きなのか、人とどうつき合いたいのか、職場ではどういう立ち位置が楽なのか。50歳前後にもなると、はっきり自覚しているはずだ。自分で決めた枠の中にいると安心できるだろう。しかし、それでは日々の刺激が少なく、老け込んでいく一方だ。

脳の若々しさを保つには感情や思考、意思決定など、根本的な「人間らしさ」をつかさどる脳の前頭前野に刺激を与えなければいけない。変化に富む毎日を過ごし、前頭前野を活発に働かせることが、脳を老けさせないためにとても重要なのだ。

気持ちが若く、見るからに活力にあふれている人は、変化を恐れず逆に楽しみにしている。老け込まないために、1日ひとつ、何でもいいから新しいことをするのを習慣にしてはどうだろう。変化を感じるたびに前頭前野が刺激され、どんどん活性化していくはずだ。

毎日、ランチで違うメニューを注文。そうするたびに脳が若返る

脳を若々しく保つには、新しい行動を心がけ、前頭前野を刺激することが大切。その意味から、毎日簡単にできる方法を提案しよう。

ランチで外食するとき、毎日違う店で違うものを食べるのだ。なじみの店に行って、いつものメニューを注文する。これだと何も考える必要はなく、時間は短縮でき、好みの料理を味わえる。しかし、自分の決めた枠からはみ出ないので、前頭前野はまったく刺激されない。

違う店に入るのは、その行為自体が一種の冒険であり実験だ。ワクワクした気持ちが前頭葉を刺激し、若々しさを保つことができる。同じ店を利用する場合は、毎日違うメニューを注文するといい。好みではない料理が意外においしい、といった新たな発見があるかもしれない。

はじめての店に入るときのドキドキが、老けこまないためのエネルギーとなる

家飲みもいいが、ときどき外で飲むのもやめられない。こういった人は、どのような店を利用することが多いだろうか。

酒好きの40代50代ともなると、なじみの居酒屋やバーの1軒や2軒はありそうだ。店に入ると、気の置けない間柄になっている女将や大将、マスターが笑顔で話しかけてくれる。

とても居心地のいい空間で、楽しい時間を過ごせるだろう。とはいえ、これも自分の決めた枠から一歩もはみ出ない行動といえる。

若々しいメンタルを保っている人は、新しい店を開拓する気持ちを忘れない。はじめての店に入るときは、それなりの年齢になっても多少は緊張し、ドキドキするかもしれない。そういったシーンを作ることが、脳にこのうえない刺激となる。

想像していた結果と違った場合、「面白い」と思えるメンタルが若さを保つ

脳を刺激し、若々しいメンタルを保つには、常日頃から変化を恐れないで行動することが大切だ。

とはいえ、いまの自分を取り巻く環境が気に入っている人は、次のように思うかもしれない。食べたことのない料理を注文したり、はじめての店で飲んだりすると、結果に満足できない場合もあるのでは？　料理がまずかったり、居心地が良くなかったり、勘定が高かったりすることもありそう。だから、やらないほうがまし――。

確かにこれまでと違う行動をした場合、得られる結果が正解ばかりとは限らない。そういったとき、落胆するのではなく、新しい経験ができたと思うようにしたい。自分の好きな世界の中で引きこもっていても、脳は新しい刺激がないのでサビていくばかりだ。結果がわからない状況でこそ、脳は活性化することを知っておこう。

卵黄には「脳力」をアップさせるパワーが！朝は卵かけご飯で補給しよう

肌に張りがあってシワやシミが少なく、背中が丸まらずにピンと伸びている。こうした人は、見るからに若々しく見えるものだ。ただ、物忘れが気になるような年齢になったら、それ以上に重要なことがある。それは「脳の若さ」だ。

脳を若く保つために、ぜひ習慣にしたいのが朝の「ＴＫＧ」。朝食の卵かけご飯を強くおすすめする。

卵は「完全栄養食品」ともいわれる非常に優れた食べもので、ビタミンＣと食物繊維以外のさまざまな栄養がたっぷり詰まっている。卵黄に含まれている「コリン」という有効成分もそのひとつで、体内に入るとビタミンのような働きをして、健康を維持してくれる。

コリンの働きのなかでも特筆されるのが、脳の中で働く神経伝達物質「アセチルコリン」の材料となることだ。アルツハイマー型認知症の脳を調べたところ、このアセチルコリンの量が通常よりも減少していることがわかった。不足すると、脳が正常に機能しなくなってしまうのだ。

ほかにもさまざまな研究により、脳の機能を若々しく保つにはアセチルコリンが必要なことが明らかになっている。ある実験でコリンを多く摂取したら、学習効果が25%もアップしたという報告も見られる。

脳の機能をアップさせるのに加えて、コリンには血管の健康を保って血流を良くし、高血圧を予防する働きもある。ほかに、脂質の代謝を促して脂肪肝を予防したり、コレステロールを減らしたりする機能も持っている。脳だけではなく、全身の若さと健康を保つために欠かせない有効成分なのだ。

レバーなどと並んで、コリンが非常に多く含まれている食品が卵黄。コリンの働きは加熱によって弱まるので、生卵を食べるのがいちばん効率がいい。となると、卵かけご飯にするのが最も手軽だ。外食なら牛丼に生卵をトッピングしたり、釜玉うどんを食べたりするのもいいだろう。

スパイスの効いた豆カレーが好物の人は、脳が若くて物忘れもしない

老若男女を問わず、日本人に人気の高い料理であるカレー。その本場であるインドでは、アルツハイマー型認知症が少ないことを知っているだろうか。患者数を米国と比べると、4分の1ほどしかいないのだ。

じつは近年、カレーには脳の若々しさを保つ効果があることがわかってきた。有効成分は「クルクミン」という物質。カレーに欠かせないスパイス、ターメリック（ウコン）に含まれているポリフェノールの一種だ。

カレーを食べると、消化吸収されたクルクミンが脳の中に入り、「アミロイドβ」という物質に直接働きかけて分解する。

アミロイドβは年齢とともに脳の中に溜まっていくタンパク質。「脳のゴミ」ともいわれるもので、神経細胞の働きを阻害し、脳の機能を低下させる厄介な物質だ。こ

のアミロイドβが溜まることによって、脳が少しずつ萎縮し、やがてアルツハイマー型認知症につながっていく。

クルクミンのサプリメントを使った研究では、服用した人の28％に効果があり、記憶力が向上した。インド人はカレーを日常的に食べ、クルクミンを大量に摂取していることから、脳の中でアミロイドβがなかなか増えず、アルツハイマー型認知症が発症しにくいと考えられている。

脳の若々しさを保つために、いま以上にカレーを食べるようにしたいものだ。ただ、チョイスするのはターメリックの色を反映した黄色味の強いカレー。緑色のグリーンカレーや赤いレッドカレーからは、クルクミンは摂取できない。

日本で市販されているカレールーも、含まれているターメリックはそれほど多くないようだ。家で作る場合は、ターメリックを追加するといいだろう。

クルクミンを十分摂取でき、脳の若さを保つのに有効なのは黄色いスパイスカレー。なかでもおすすめなのはダルカレー（豆カレー）だ。大豆に含まれている「レシチン」という成分がクルクミンの吸収を助けてくれる。

カラオケが若さを保ち、ストレス解消に効くのは科学的根拠あり

仕事帰りに居酒屋で一杯飲んだら、必ず2軒目はカラオケのある店へ行く人もいるだろう。好きな歌を大声で歌うことは、楽しいばかりではなく、脳にとっても良い刺激になる。

脳の中でも好影響を与えるのは、記憶や理解にかかわる重要な領域。カラオケを歌うと、いわゆる「脳トレ」をするよりも脳を刺激できるという見方もあるほどだ。

こうした体のメカニズムから、カラオケが趣味の人は脳の機能が若々しく、物忘れも進行しない可能性がある。歌があまり得意ではない人も、気の置けない仲間や家族と一緒に行くことをおすすめする。

カラオケにはストレス解消効果も期待できる。カラオケで好きな曲を3曲歌ってもらい、唾液の量と唾液に含まれる「コルチゾール」の量、それに気分の変化を調べた

実験を紹介しよう。

コルチゾールとはストレスから身を守るホルモン。心身がストレスを察知すると、副腎皮質から分泌される。この性質から、コルチゾールの量が多いとストレスが強く、少ないとストレスが弱いと考えられる。

実験ではカラオケを歌ったのちに唾液の量は増加し、その一方で、唾液に含まれるコルチゾールの量は減少した。さらに、気分が明るくなったのに加え、「緊張」などの良くない感情が改善したこともわかった。

唾液の量が増えたのは、口をよく使ったことに加えて、副交感神経が優位になったのが原因だと考えられている。逆に交感神経が優位になって緊張すると、唾液が少なくなってのどが渇く。唾液が増えたのは、カラオケでリラックスした証拠なのだ。

実験で測ったいずれのチェック項目も、ポジティブな結果を示したことになる。カラオケが好きな人だけではなく、歌うのが苦手な人も同じ結果になったという。脳の若々しさを保つのに加えて、ストレス解消もできるカラオケ。これから長くつき合う趣味にしてみてはどうだろう。

スマホを「利き手の逆で操作」するだけで、脳は戸惑って活性化する

どちらの手で持って、どの指で操作するのか。スマートフォンの持ち方と操作方法については、いくつかのパターンがある。40代50代で主流なのは左手で持って、右手の指で操作するやり方だという。これは固定電話を左手で持ち、右手でメモを取る習慣があるからのようだ。

あなたの脳は、スマホはこの方法で操作するものだと思い込んでいる。そこで、逆のやり方をしてみよう。あえて右手でスマホを持って、左手の指で操作をするのだ。いつもと違うやり方に脳は戸惑い、これが大きな刺激となる。もともと右手持ちの左手操作の人の場合、その逆にすればいい。

これだけのことで脳は混乱し、新たな方法に慣れようと活性化する。同じような意味から、いつもと違う手で歯ブラシを持ち、歯磨きをするのも有効だ。

part
4

老けないための
アンチエイジングの習慣、
ぜんぶ集めました。

「老け顔」にならない秘訣から、
肌の若さを保つポイント、
加齢臭をなくす極意まで、
アンチエイジングのための
見逃せない習慣が大集合！

老眼鏡をかけると、眉間にシワが寄らず、若々しい顔を保てる

数年前に読んだ本を読み返そうとして、あれ、この本はこんなに文字が小さかったっけ……と思ったことはないだろうか。

残念ながら、老眼は誰にでも起こる。早い人なら40代からはじまり、60代で進行が止まるまで、近くが少しずつ見えなくなっていく。

とはいえ、老眼になっても老眼鏡という強い味方がある。〝年寄りのメガネ〟というイメージから、利用しようとしない人も多いが、見た目の若々しさを保ちたいのなら、早い段階から使うのが得策だ。

近くが見えづらい状態で読もうとすると、顔が緊張して眉間にシワが寄ってしまいがち。こうした日々を過ごすうちにシワが定着し、一層老けて見えるようになっていくのだ。変に意地を張るのは逆効果なので、潔く年齢を認めて老眼鏡を手に取ろう。

白髪を抜くと薄毛につながる恐れあり！気になるのなら、ハサミで切るようにしよう

ある調査によると、老けて見えるいちばんの特徴は顔のシワやシミ、たるみなどではなく、白髪だという結果になった。約8割に及ぶ人が、白髪が生えていると、実年齢よりも5歳以上老けて見えると答えた。

自分では若いつもりなのに、老けて見られるのは勘弁してもらいたい。そこで、白髪を見つけるたびに、すぐに抜いている人もいるようだ。しかし、これは非常に良くない習慣なのでやめておこう。

白髪を抜いたら増える、と俗にいわれているからではない。年を取ると髪が白くなるのは、加齢によってメラニン色素の生成に必要な「チロシナーゼ」という酵素が少なくなるからだ。白髪を抜いても、チロシナーゼの働きに影響はない。抜いたところからは、また白髪が生えてくるだけだ。

白髪を抜くのが良くない理由のひとつは、毛根と周囲の皮膚、毛細血管などを傷つけてしまうことだ。ひどい場合は傷口に雑菌が繁殖し、炎症を起こしてフケやかゆみの原因になってしまう。繰り返し引き抜いていると、髪を生み出す毛母《もうぼ》細胞が強いダメージを受けて、新たに髪が作り出されなくなることもある。

髪が生えてから抜け落ちるまでのサイクルを乱してしまうのも、白髪を抜くべきではない理由だ。髪は2～6年ほどの周期によって生え変わっていく。まだ抜ける時期にはない白髪を抜くと、こうした髪の成長サイクルを乱してしまう。その結果、正しいサイクルでは回らなくなり、次は細かったり短かったりと、不完全な髪が生えてくるかもしれない。

もうひとつ、ほかの髪にも悪影響を与える恐れがある。ひとつの毛穴から髪が2～3本生えており、そのうちの1本を無理やり引き抜くと、毛穴そのものと残っている髪がダメージを受けてしまうのだ。

白髪を抜く行為に、いいことはひとつもない。どうしても気になるのなら、ハサミで切るようにしよう。

よく笑い、しゃべり、左右同じように噛めば、「老け顔」の象徴「マリオネットライン」を予防できる

40代からうっすらと現れはじめ、50代になると目立つようになる「マリオネットライン」。口の両脇から下に伸びる2本のシワで、腹話術で使う人形（マリオネット）に似ていることからこう呼ばれる。

マリオネットラインがくっきりと刻まれると、見た目が実年齢よりもぐっと老けて見えるようになってしまう。ラインに沿ってほおの肉が垂れ下がるようになれば、老け顔の印象はさらに強くなる。

気になる人にはとても羨ましいことに、なかには50歳を超えてもそれほど目立たない人もいる。マリオネットラインはある程度予防できるので、若々しい印象を与えるために、いま以上に深く刻まれないようにしよう。

マリオネットラインができるいちばんの原因は、加齢による筋肉のたるみだ。特に

やや太り気味の人は、ほおの脂肪が垂れ下がるにつれて、マリオネットラインが目立つようになっていく。

しかし、主に加齢が原因とはいえ、防ぐための対策は十分ある。ひとつは普段からよく笑うことだ。いつもブスッとした顔をして、口をへの字に閉じていると、口のまわりの筋肉が衰えて口角が下がり、マリオネットラインができやすくなってしまう。よく笑い、しゃべって、表情筋を鍛えることが第一の対策だ。

左右の噛み合わせの悪さも、マリオネットラインができる原因となる。噛み合わせが悪い人は、口の片側だけを使って食べものを噛むことが多い。その結果、口の左右の筋肉のバランスが崩れて、皮膚がたるみやすくなる。思い当たる人は、口の両側を使って、バランス良く食べるようにしよう。

姿勢が悪く、いつも猫背になっている人も、顔が斜め前に倒れ気味になることによって、口のまわりの筋肉などが垂れやすくなる。悪い姿勢が習慣になっていると、二重あごなどの原因にもなるので、背筋をピンと伸ばすことを心がけよう。

こうした習慣づけによって、残念なマリオネットラインを薄くすることが可能だ。

よく噛んで食べるだけで、顔がぐっと引き締まり、若々しく見える

50歳前後になっても、顔にほとんどたるみがなく、若々しい小顔に見える。こういった人は、食事のときによく噛んでいるのだろう。

年齢を重ねると、ほっぺたや口のまわりなどのたるみが気になってくる。これ以上たるませては一大事と、顔をマッサージしたくなるかもしれない。しかし、顔の皮膚は非常に薄いので、触り過ぎないほうがいい。

たるみ防止で簡単に実践できるのが、よく噛んで食べる習慣だ。しっかり噛むことによって、ほおや口まわりの筋肉が鍛えられ、顔は自然と引き締まってくる。

ひと口につき30回噛む、口の右や左に片寄らず左右均等に噛む、噛み応えのある食品をよく食べるようにする。これらのことを心がけて、老け顔とは対極の引き締まった小顔を目指そう。

顔が暗くなり、シワがよく目立つ…年齢よりも老けて見える「黒い服」は着ない

50代のAさんは明るい色が好きで、なかでも白っぽい服を好んで着る。同年代のBさんがよく着るのは黒い服。やせて見えるし、無難な色でほかの服と合わせやすいから、というのが理由だ。

2人のうちで年齢よりも若々しく見えるのはAさん。これに対して、Bさんは何となくシワやほうれい線が目立つようで、ちょっと老けて見えてしまう。これは色が引き起こすマジックとして、実際に起こることなので注意しよう。

顔は服のすぐ近くにある。このため、顔色が服の色に近づいて見えるのだ。これを「同化現象」という。

実際に試してみると実感できるので、黒い服と白い服を用意し、鏡の前に立って首の下に交互に当ててみよう。白い服を当てたときには、顔色は明るくて健康的に映る

だろう。一方、黒い服を当ててみると、顔色がやや暗く見えて、何だか不健康そうな印象を受けるはずだ。

黒い服を着るとき、特に暗く見えるのは顔の下半分。シワやほうれい線など、年齢を重ねた証拠のようなものがあり、これが非常に問題となる。通常よりも暗く見えることによって、本当は目立たせたくないシワやほうれい線が、よりくっきりと深く見えてしまうのだ。特に女性の場合は気になるだろうから、ある年代になったら、黒い服は着ないほうが無難かもしれない。

でも、黒い服を着ると、やせて見えるというメリットがあるのでは？　と思う人もいるのではないか。黒色にはものを引き締めて見せる効果が確かにあるので、スリムな体形の人が黒い服を着ると細身に見えそうだ。これは黒色のメリットなので、暗く見えるデメリットと照らし合わせて、どうするのかを決めればいい。

ただ、太めの人が黒い服を着ても、残念ながらスリムには見えない。黒い服は、着た人の印象を重たく見せる効果もあるからだ。ふっくらしている人の場合、スリム効果よりもこちらの効果が上回る。この点でも、黒い色は避けたほうがいいだろう。

紫外線対策は夏だけでOK？いや、「老け顔」防止にオールシーズン心がける

50代の人が子どもだったころ、適度な日焼けは健康的というイメージがまだ残っていた。だが、時代とともに考え方はガラッと変わり、紫外線は肌の大敵になった。シミやシワを防ぐため、日焼け対策を行うのは常識だ。

紫外線をガードするのに重要なのがUVケアで、日差しの強い季節になると、外出時に日焼け止めが欠かせない。けれども、それだけでは全然十分ではない。シミやシワが少なくて、すべすべの若々しい肌をしている人は、夏以外にも日焼け対策をしっかり行っている。

紫外線が肌にダメージを与えるのは夏場だけ、というイメージを持っている人は少なくないかもしれない。しかし、日光は1年中降り注ぎ、その中には当然、紫外線も含まれている。

もちろん紫外線の量そのものは、夏よりも冬のほうが少ない。とはいえ、10分の1以下に激減している、というようなわけではない。

特に、真皮の中層にまで届いて、シワやたるみを引き起こすUVA（紫外線A）は冬でも夏の半分ほどの強さがある。真皮の上層に届き、日焼けを起こしてシミやソバカスの原因となるUVB（紫外線B）は夏の5分の1程度だ。

冬の日差しは角度が低いのも気になるところだ。夏は真上に近いところから日光が降り注ぐので、顔には影になる部分が多くなる。一方、冬は太陽の位置が低いため、斜めから顔に日光が直接当たりやすいのだ。

加えて、冬は夏よりも湿度が低いのも問題となる。皮膚が乾燥しがちで、表面をガードする機能が弱まっているからだ。このため、紫外線の量がそれほど多くなくても、強いダメージを受けかねない。さらに積雪の時は地面からの反射も受け、思わぬひどい日焼けをする場合がある。

以上の理由から、老けた顔にならないためには、日焼け対策を1年中行うことが大切だ。日焼け止めによるUVカットを忘れないようにしよう。

肌が若々しくてシミのない人は、雨や曇りの日にも日焼け対策を欠かさない

晴れた日中には日焼け対策をしっかり行う。しかし、日差しが直接当たらない曇りの日や、ましてや雨の日には日焼け止めは塗らない。こういった人が多数派だろうが、なかには天気の良くない日にも日焼け止めを使う人がいる。40代50代になっても肌がすべすべで、シミやソバカスが見当たらない人は後者に多い。

晴れた日と比べて、太陽が顔をのぞかせていない日は、紫外線の量がぐっと少ないような気がするかもしれない。だが、それは誤解だ。曇りの日でも快晴の日の60％程度、やや明るめの薄曇りなら80〜90％もの紫外線が降り注いでいる。肌に十分ダメージを与える量なので、曇りの日でもUVケアを行うことが大切だ。

雨の日の場合も、紫外線量は快晴の日の30％程度ある。曇りの日よりも大分少なくなるが、これ以上シミを増やしたくないのなら、外出前に日焼け止めを塗っておこう。

夏は室内にいても紫外線のダメージが！ 窓のそばにいるのなら、やっぱり日焼け対策を

若々しい肌を保つためには、日焼け対策が欠かせない。それでも、さすがに家の中にいるときには必要ないと思うのではないか。けれども場合によっては、やはり日焼け止めを塗っておきたい。

じつは、紫外線は窓を通して家の中まで侵入する。特に日の当たる窓のすぐ近くには、直射日光の約80％もの紫外線が入り込んでくる。壁や床が白い場合は、反射した紫外線にもさらされてしまう。終日、明るい窓の近くで過ごすことが多いのなら、肌の若々しさを保つために日焼け対策を行っておこう。

日焼け止めの商品には「ＳＰＦ」「ＰＡ」という効果指数が示されており、その数値を見れば紫外線に対する効果の強さがわかるようになっている。指数が大きいと肌の負担も増えるので、家の中にいるときには指数が小さめのものを使うといいだろう。

最も紫外線が直撃するのは頭のてっぺん！ 髪の若々しさを保つには日焼け止めを

体のなかでも、日光が最も直撃するのが頭。降りそそぐ紫外線の量は、顔の2〜3倍も多いという。女性は日傘や帽子などで頭をガードする人が多いが、男性のほとんどはまったくの無防備。こうした頭皮と髪が老ける一方の悪習慣は、いますぐに改善したいものだ。

頭が紫外線に直撃されることが続くと、髪の表面を覆っているキューティクルが劣化し、髪内部の水分や油分が失われてパサパサな髪質になっていく。頭皮のダメージも大きく、弾力性がなくなって血行不良を起こしてしまう。今後の髪の毛の質と量にもかかわってくる大問題だ。

髪の若々しさを保つため、外出時には頭にも日焼け止めを施すようにしよう。スプレータイプのほうが使いやすいのでおすすめだ。

紫外線から肌も髪の毛も守る。暑がりの男性こそ使いたいのが日傘

強烈な紫外線から肌を守るため、非常に有効なアイテムが日傘。とはいえ、もともと女性に愛用者が多いこともあって、男性はあまり使っていない。しかし、これはじつにもったいない話。日傘は本来、男性こそが使いたいアイテムなのだ。

日傘の大きな効果のひとつが、直射日光をさえぎって頭を守ることだ。日傘があるかないかで、髪や頭皮の受けるダメージは段違い。紫外線から頭をガードし、健康的で若々しい髪を保ってくれる。

暑さがやわらぐ効果も見逃せない。男性は女性よりも筋肉量が多いことから、体の発熱量が大きくて暑がり。日傘をさすと、体感温度が頭部で4～9℃、全身で1～2℃下がるといわれるので、ぐっと快適に外を歩ける。暑い時期は、常に鞄に入れて持ち歩いてみてはどうだろう。

紫外線はマスクもしっかり通過！口のまわりにも日焼け止めを忘れずに

一時と比べたら、外出するときにマスクをつける人は減った。それでもさまざまな理由から、いまも着用する人は少なくない。

マスクをつけて外出するとき、どのような日焼け対策を行っているだろうか。多くの場合、口や鼻のまわりはマスクでさえぎられて日光が当たらないのだからと、日焼け止めを塗らないのではないか。これではマスクで隠されてる部分だけ、肌の老化が一層進むかもしれない。

一般的な不織布マスクの場合、降りそそぐ紫外線の最大20％はマスクを通過してしまう。やはり、日焼け止めを塗って外出するほうが安心だ。マスク内は蒸れて汗をかきやすく、日焼け止めが落ちてしまいがち。2～3時間ごとに、こまめに塗り直すほうがいいだろう。

肌荒れや大人ニキビがあっても、肌を守るために日焼け止めを塗って外出

若々しくありたい肌に、日焼け止めは非常に心強い味方。季節を問わず、外出前には忘れずに塗るようにしたいものだ。

ただ、肌の状態もいろいろ。ときには肌荒れがあったり、大人ニキビや更年期ニキビが出てきたりと、肌の調子が悪いこともある。こういった場合、日焼け止めを使うと、肌のトラブルが一層ひどくなりそうな気がして、躊躇《ちゅうちょ》してしまいそうだ。いったい、どうしたらいいのだろうか。

答えは、やはり日焼け止めを塗るのが正解。肌の調子が良くないときに紫外線を浴びると、さらに状態が悪化してしまう恐れがあるからだ。

日焼け止めの使い方は、肌が健康なときと同じでかまわない。安心して使うようにしよう。

締まりのない「老け顔」にならないように、スマホは長時間続けて使わない

50歳前後でも、通勤中や休憩中などにスマホを手放せない人はいるだろう。しかし、スマホを長時間使い続けていると、だんだん老け顔になっていく可能性があるから注意が必要だ。

スマホを見ているとき、どうしても頭が下向き加減になって、上半身がやや前傾する。この姿勢を取ると、頭を支える首の両側の筋肉が緩んでしまう。同時に目のまわりの筋肉が下がり、ほおは力なくたるんでいく。

こうした状態が長く続くことによって、顔に締まりのない老け顔ができあがるというわけだ。スマホが原因で顔が老けていくとは、年齢を重ねた大人として、非常に残念なことではないだろうか。日ごろの行動から思い当たるのなら、すぐに改めて、スマホの長時間使用はしないと決めよう。

睡眠不足を引き起こすイヤな光、スマホやパソコンの「ブルーライト」はカット

スマホやパソコンの画面から出るブルーライト。最も短い可視光線で、非常に強いエネルギーを持っており、長時間浴びると体の負担になるとされている。

ブルーライトのデメリットのひとつが、寝る前に浴びると、眠りを促すホルモンである「メラトニン」の生成が抑えられることだ。目が冴えて眠れなくなり、睡眠不足が重なると、見るからに疲れた老け顔になってしまうかもしれない。

またオレゴン州立大学による研究では、暗闇で飼われたハエの仲間は、ブルーライトを浴び続けたハエに比べてかなり長生きしたという。ブルーライトには老化を促進させる働きがあるのではないか、と注目されている。

老けないためには、スマホやパソコンの設定で色を調整するなど、ブルーライトを浴びないように対策を取ることが大切だ。

1日3分、大きな声で音読するだけで、声と顔を若々しくキープできる

1日中パソコンに向き合う業務や、デスクワークの事務職などに就いている人は、仕事で人と活発に議論をすることが少ないだろう。加えて家庭で会話が少ない、あるいは1人暮らしの場合は、プライベートでも大きな声をあげる機会があまりない。

こうした人は40代50代のうちから、意識して声を出す習慣をつけるようにしよう。仕事でもプライベートでも寡黙に過ごしていると、見た目も体もどんどん老けていってしまう。

声を出さないという日常は、想像以上に体にとって良くない。声を出すときには声帯だけではなく、のどや舌、口を動かすための顔の筋肉、肺などが使われる。大声で歌ったり、激しく議論したり、長い会話をしたりすることのない暮らしをしていると、声を出すときに使われる部分の機能が衰えていくのだ。

のどや口のまわりの筋肉が弱ると、年齢を重ねるとともに皮膚がたるんで、顔は若々しさを失っていく。声帯なども使われないと衰え、やがて声自体が弱々しくなる。外見の老け具合と相まって、年齢以上に老けて見えるようになるだろう。

加えて、声を出さない暮らしが良くないのは、将来、怖い病気を引き起こす原因になるかもしれないことだ。日本人の死因の第６位である誤嚥性《ごえんせい》肺炎は、のどの筋肉が衰えると発症しやすくなる。声を出す力と飲み込む力は同じ筋肉を使うため、か細い声しか出せなくなると、食事のときにむせることが多くなるのだ。

声を出さない暮らしには、デメリットがたくさんある。しかし、声を出したくても、誰かれともなく話しかけるわけにはいかない。そこでおすすめしたいのが、音読の習慣をつけることだ。

１日３分程度まとめて行っても、朝昼晩などに分散させてもかまわない。背筋を伸ばして胸を張り、おなかを膨らませる腹式呼吸をしながら、ゆっくり大きな声で音読をする。読むのは何でもよく、繰り返し読みたい好きな本を選ぶといい。続けるうちに声に張りが出て、のどや口のまわりの筋肉もすっきりしていくはずだ。

夏はシャワーだけの人は老けやすく、湯船に浸かる人は老けにくい

暑い季節はシャワーだけで済ましたくなる。しかし、それでは将来、体にガタがくる可能性があることを知っているだろうか。

1万人以上の高齢者を対象にしたある研究によると、毎日湯船に浸からない人は「要介護」になりやすい、という結果になった。逆にいえば、湯船に浸かる習慣があると元気でいられる可能性が高い。これは温まることによって全身の血流が良くなり、循環器系などに好影響を与えるからではないか、と見られている。有酸素運動とよく似た効果があるというわけだ。

ほかにも湯船に浸かると、深部体温が上下して眠気を覚えやすくなる、浮力によってリラックスできる、といった健康効果を得られる。1年を通して、ぬるめの湯に肩まで浸かるのを習慣にして、老けない体を目指してはどうだろう。

あの人に加齢臭がないのは、毎朝シャワーを浴びているから

40代50代から男性が気になるのが加齢臭。自分ではよくわからないが、家族からの指摘や、職場の仲間の微妙な反応などで気づかされてしまう。

加齢臭とは中高年の体から発する独特のにおい。古い本や畳、あるいは枯葉のようなにおいともいわれる。男性特有のものではなく、女性もある年代になったらにおうようになる。

においのもとは、皮膚のうるおいを保つためにある皮脂が分解、酸化されてできる「ノネナール」という物質。若いうちは皮脂の性質が違うので、酸化してもノネナールができにくい。言葉通り、加齢によって生まれるにおいなのだ。

体の変化が原因なのだから、本来、誰でもにおうようになるはず。しかし、まわりの同年代のなかには、なぜだか加齢臭のしない人もいるのではないだろうか。そうい

った人たちは、家でしっかり対策を取っているはずだ。

加齢臭を完全に防ぐことはできないが、やわらげるのは意外に簡単だ。朝、出勤前にシャワーを浴びるといい。

石けんを使ったり、時間をかけて念入りに体を洗ったりする必要はない。たった1分、シャワーを浴びただけで、皮脂量が大きく減ることが実験で確かめられている。しかも、その効果は夕方まで続くのだから、出勤前の朝シャワーをぜひ習慣にしよう。

皮脂がなければにおわないのなら、風呂に入るときに体をゴシゴシ洗うのも有効だと思うかもしれない。けれども、これは逆効果なのでやってはいけない。皮脂は皮膚をガードするのに必要なので、すべて洗い流してしまったら、皮脂腺が通常以上に皮脂を分泌し、加齢臭が一層強くなってしまう。

食習慣も加齢臭対策となる。皮脂の酸化が原因なので、抗酸化作用の高い食品をよく食べるのだ。「アントシアニン」を含む果物のカシスを1日6g食べると、1週間でノネナールが47%も減少したという実験もある。アントシアニンが豊富なブルーベリージャムなどをよく食べると、効果があがりそうだ。

part 5

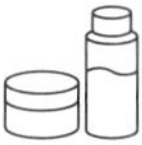

10歳若返るボディケアの習慣、ぜんぶ集めました。

いつまでも老けないための
とっておきのボディケア。
毎日の習慣にすれば、
年齢よりも10歳若く
見られるようになる！

朝昼晩の「ベロ回し体操」で、老けて見える顔のたるみがなくなる!

老け顔に見える大きな要因のひとつが、顔のたるみ。長引いたマスク生活も、緊張感なく顔がだらけることにより、たるみの原因になったといわれる。

たるみをなくし、老け顔にさよならするには顔のまわりの筋肉を使うことが大切だ。簡単にできる「ベロ回し体操」というエクササイズを習慣づけてはどうだろう。

ベロ回し体操とは、日本歯科大学が提唱するエクササイズ。口を閉じたまま、舌を歯の外側に沿って大きく回すようにする。2秒に1回のペースで、まず時計回りに20回。次に反時計回りで20回行う。20回連続がきつい場合は、10回で回転を切り替え、2セットずつ行うといい。最初からこれほどの回数をこなせないのなら、5回程度からはじめよう。毎食後に行うことを習慣にすれば、2週間もたつと、筋力がかなりアップ。たるみの改善も期待できるはずだ。

「ツボ」が集中している耳を刺激すると、若々しい顔になり、脳も活性化する

鏡を見るたびにため息をつきたくなる、張りを失った顔のたるみ。若々しい顔に戻すのはなかなか大変そうだが、耳を刺激するだけで効果が期待できるともいわれる。とても手軽な方法なので、ぜひ試してみたい。

耳を刺激する理由は、東洋医学でいう「ツボ」が集中しているからだ。まず、親指と人差し指で耳のやや上の部分をつまむ。そして上や下、横方向に軽く何度か引っ張るようにしよう。こうすることにより、耳にたくさんあるツボが刺激され、たるみを解消する効果があるのだという。このとき、頭を動かさずに目をぐるぐる回転させると、一層効き目があるとされている。

耳たぶを刺激すると、脳内に流れる血液の量が増えて、脳を活性化する効果もあるといわれる。ほかにも自律神経を整えるといった効き目もあるそうだ。

顔の張りやツヤのなさは、頭皮マッサージで根本的に改善を

顔に張りやツヤがないと、年齢よりも老けている印象を与える。こうした場合、一般的な対処法は顔のスキンケアをすることだろう。しかし、それらの多くは対症療法のようなもの。根本的な部分から改善するには、頭皮をマッサージするという手があるので試してみよう。

頭皮を刺激すると、顔全体に流れる血液量が増え、表情筋もやわらぐことから、顔の肌に張りとツヤが復活する可能性がある。両手の指を開き、頭を包むように押さえて、ゆっくりともみほぐしてあげよう。生え際からはじめ、頭頂部に向かって、少しずつ位置を上げながら行うのがポイントだ。

頭皮や脳の血流も良くなり、脳の活性化や眼精疲労の回復、髪質の改善など、ほかにも多くの効果が期待できるという。

歯磨き後は石けんを使って洗顔。水だけで洗うと皮脂が残って「老け顔」になる

朝の歯磨きと洗顔は、誰でも行っている必須の習慣。では顔を洗う際、どのようにしているだろうか。水だけで洗っているという人は、少しずつ老け顔の度合いが進んでいるかもしれない。

朝の洗顔の目的は、睡眠中に分泌された余分な皮脂などを取り除くことだ。皮脂をそのままにしておくと、酸化して体に良くない過酸化脂質になり、老化の大きな原因である活性酸素の発生源となってしまう。

皮脂は油分なので、当然、水だけで洗ってもそれほど落とせない。洗顔石けんなどを使うことにより、洗い流せるようになる。ただし、皮脂は肌をガードする重要な成分なので、すべて取り去ってはいけない。石けんを使い過ぎず、ゴシゴシ強く洗わないようにして、適度に皮脂を残しておくことが肝心だ。

肌が最高に潤うのは、風呂あがり1分後。このピークに合わせて保湿クリームを

何歳になっても、しっとりした肌を保ちたいものだ。カサカサした荒れた肌をしていると、年齢よりも老けて見えるのは間違いない。

すべすべで潤いのある肌を保つには、入浴後に保湿クリームを塗ることが重要となる。女性の多くは行っているだろうが、ぜひ男性も見習いたいものだ。同じおじさん世代でも、しっとり肌の男性は、すでに習慣づけているのではないか。

ただ、ひとつ注意しなければいけないのは、保湿クリームを塗るタイミングだ。風呂から出て体をしっかり拭き、ドライヤーで髪を乾かし、それから塗ろうとするのではもう遅い。日本健康開発財団温泉医科学研究所の実験によると、皮膚の水分量は風呂あがり1分後をピークとし、それから急激に下がっていく。このピークに合わせて保湿クリームを塗り、コーティングによって潤いを閉じ込めよう。

唇がツヤツヤしているあの人は、リップクリームを唇の縦ジワに沿って塗っている

いくら口角を上げて、魅力的に微笑んでいるつもりでも、唇がひび割れていたら台無しだ。若々しい潤いを保つため、薬用リップクリームを適度に使ってみるのもいいだろう。ただ、使い方については、特に男性がよく間違っているので注意しよう。

塗り方のポイントは、横向きには塗らないこと。唇には縦ジワが入っているので、スティックを横に動かしても塗り残しが出る。縦ジワをなぞるように細かく動かして塗ろう。唇は軟らかいので、強く押しつけないことも重要だ。

リップクリームを使う前には、唇の汚れをしっかり取り除いておくことが大切だ。雑菌がついたら、保管している間に変質してしまう恐れがある。また、寒い時期には冷えて固くなっていることが多い。唇に対する刺激を少なくするため、しばらく手で包んで、油成分を軟らかくしてから使うようにしよう。

歯茎が下がると10歳老けて見える！
歯ブラシを鉛筆のように握って優しく磨こう

最近、何だか歯茎が下がってきたような気がする……。こうした人は歯周病になっているのかもしれない。

歯茎は顔の印象を決める要素のひとつで、ある調査によると、歯茎が下がっている人は年齢よりも10歳老けて見えるという。

適切な予防と治療をしないと、歯周病は少しずつ進行し、歯と歯茎にさらに大きなダメージを与えるようになる。歯科を受診するとともに、毎日しっかり正しく歯磨きすることが大切だ。

歯磨きについては、買い替えて半月ほどしかたたないうちに、歯ブラシの毛先が開くようなら、力を入れて磨き過ぎていることが考えられる。汚れを落とすには力を入れなければと、ゴシゴシと力強く歯ブラシを動かしていると、歯茎を傷つけたり、一層下げたりしかねない。

歯磨きに力が入り過ぎる人は、歯ブラシを手のひら全体で包んで、グーのように握っていることが多い。この握り方を「パームグリップ」という。一方、鉛筆を軽く握るような持ち方もあり、こちらは「ペングリップ」と呼ぶ。

磨くときに力が入りにくく、口の中で小刻みに動かしやすいのはペングリップのほうだ。パームグリップでも力の加減ができているのなら問題ないが、歯ブラシの毛先がすぐに開く人はそうではないだろう。次の歯磨きから、ペングリップに移行するようにしよう。

歯ブラシを指先で軽く握るペングリップなら、歯のすみずみまでを丁寧に磨きやすい。腕のひじから上の部分を胸の横につけ、脇を締めて磨くことを意識すれば、より細かい動かし方が可能になる。

長年、パームグリップに慣れている人は、はじめのうちは動かしにくいかもしれない。そうした場合は、まずは前歯だけでもペングリップで磨き、慣れるにつれて磨く範囲を広げていくようにしよう。

年1～2回、定期的に歯科検診を受ければ、口元の見た目年齢を若く保てる

歯茎が下がったり、歯と歯の間が広がったり、イヤな口臭を発生したり、ひどい場合は抜けてしまったり……。歯と歯茎が不調な人は、見た目がどうしても老けてしまうのは否めない。

歯と歯茎の健康を保ち、若々しい口元をキープするには、歯が痛い、歯茎がズキズキするといった異常を感じてから歯科医院を訪れるのでは遅い。自覚症状がなくても、半年か1年に1回は歯科検診を受けるようにしよう。その時点での口の中の状態を客観的に知り、日ごろのセルフケアのための歯磨き指導などもしてもらえる。

大手生活用品メーカーのライオンの調査によると、50代で1年に1回以上歯科検診を受けているのは47％と半数以下。残りの過半数の人は5年後、10年後には一気に老けた口元になっているかもしれない。

眠る1〜2時間前に風呂に入ると、眠気が自然と湧いて快眠できる

入浴のタイミングは帰宅直後や食事前、食事後、寝る直前など人それぞれ。とはいえ、しっかり快眠して疲れを癒し、老化の原因となる「糖化」を進めたくないのなら、寝る1〜2時間前に入るのがベストだ。

入眠にいたる流れで、カギになるのが体の深い部分の体温。この「深部体温」がいったん上昇し、しだいに下降していくなかで眠気を感じるようになる。体温を上昇させるのに、最も有効なのが入浴だ。40℃程度の少しぬるめの湯にゆっくり浸かると、深部体温は1℃ほど上昇し、その後、1〜2時間かけて下がっていく。

この体のメカニズムにより、たとえば夜12時に寝たいのなら、10〜11時ごろに入浴するのが最適ということになる。このときの注意点をひとつ。42℃以上の熱い湯に浸かると、交感神経が優位になって眠気を感じなくなるので禁物だ。

ナイロンタオルでゴシゴシこするのはNG！手のひらで優しく洗って、若々しい肌をキープ

毎日の入浴は、清潔さを保つための大切な習慣。「加齢臭」などもってのほかで、体はきれいにゴシゴシ洗いたい。そこで、ナイロンタオルを使って、しっかり汚れを落とす人は多いだろう。しかし、若々しい肌を保っている人は、もっと体に優しい方法で体を洗っているはずだ。

目の粗いナイロンタオルによる刺激は想像以上に強く、皮膚の表面を覆っている皮脂膜を破壊する力を持っている。皮脂膜がなくなると皮膚は乾燥し、荒れて張りのない老けて見える肌になってしまう。ナイロンタオルを使いたいのなら、皮膚の固い足の裏などに限定しよう。

若々しい肌を保つにはナイロンタオルではなく、手のひらや柔らかいタオルで優しく洗うのがいちばんだ。

バスタオルを使うとき、押し当てて水分を取れば肌の若さを保てる

風呂あがりに濡れた体をバスタオルで拭くとき、どのような使い方をしているだろう。特に男性の場合、まるで乾布摩擦をするかのように、ゴシゴシと体を強くこすって拭く人が多いのではないか。

この体の拭き方は最悪で、肌がこすれて荒れてしまうのは間違いない。肌の表面の皮脂層もダメージを受け、保湿力がなくなって乾燥しやすくなる。乾燥したらかゆくなるのは必然で、無意識のうちに体のあちこちを指でポリポリかくようになりそうだ。そうした姿から若々しさを感じるのは到底無理だ。

では、肌が若くてツヤツヤしている人の拭き方はどのようなものか。タオルを濡れた部分に1~2秒押し当て、水分を吸収させる拭き方だ。こうすれば肌にダメージを与えずに、素早く水分を拭き取ることができる。

髪ではなく頭皮の汚れを落とす。こう意識してシャンプーしないと髪は老けていく

髪がツヤツヤで若々しく、頭皮のトラブルもない人は、正しいシャンプーの方法が身についている。誤った方法で洗うと、かゆみやフケの原因になり、ひどい場合は毛穴が傷んで、髪の成長に影響する可能性もあるので、十分注意しなければならない。

では、若々しい髪を保つための洗い方を順番に紹介しよう。

髪の長い人の場合は、洗う前にブラッシングをしたほうがいい。毛の流れに沿って髪をといておくと、もつれがなくなってシャンプーの泡立ちが良くなる。洗うときに指が引っかからず、スムーズに動かせるようになるので、髪が傷んだり抜けたりすることも少なくなるはずだ。

洗うときには、最初からシャンプーは使わない。まずは38℃程度のぬるま湯で頭をしっかり流すようにしよう。髪についている汚れの多くは油分ではなく、ほこりや大

気汚染物質なので、この事前洗いだけで十分落とすことができる。

次はいよいよシャンプーだ。とはいっても、頭に直接振りかけてはいけない。シャンプーは効き目が強いので、頭皮に原液がつくと皮脂が落ち過ぎて、毛穴をガードする機能が弱まってしまう。

使うシャンプーは、ほんの少量。髪の短い男性なら、半プッシュからせいぜい1プッシュを手のひらに取り、少量のぬるま湯で薄めて、空気とよく混ぜ合わせる。十分に泡立たせたら、髪ではなく頭皮の汚れを落とすイメージで洗う。頭皮を洗うとき、決して爪は立てず、マッサージするように指の腹を震わせるといい。

しっかり洗って汚れを落としたら、最後にすすぎをする。このとき、さっさと洗い流して終わらせる人もいるようだが、頭皮にシャンプーが残ると、かゆみやにおい、フケ、パサつきなどの原因になってしまう。シャンプーで汚れを落としていた時間の倍くらいをかけて、しっかりすすぐようにしよう。

このように洗ってこそ、髪と頭皮は若々しさを保てる。間違っていた人は、ぜひ正しい方法を実践しよう。

髪を洗ったら、すぐに乾かさないと、髪と頭皮がどんどん傷んでいく！

若々しい髪を保っている人は、風呂で髪を洗ったあと、すぐにしっかり乾かしているはずだ。

一方、ドライヤーをまったく使わず、ときにはまだ頭が濡れたまま寝ている人は髪にツヤがない。頭皮の環境も悪化し、頭をちょっとかいただけで、フケがぽろぽろ落ちるような状態になっているかもしれない。

髪が濡れると、表面を覆っているウロコのようなキューティクルが浮き上がり、髪の内部が乾きやすくなる。こうした髪はパサついてツヤがなくなり、何だか老けた印象を与えるようになってしまう。加えて、髪がからまりやすくなるので、抜け毛や枝毛も増えていく。

乾き切っていない状態で寝るのは一層よくない。頭皮が湿っていると、雑菌がどんどん繁殖して、においやかゆみの原因になる。毛穴の環境も悪くなり、新しい髪の発育に支障が出かねない。

乾かさないで寝ると、髪そのものも傷つきやすい。キューティクルが開いているので、寝返りなどによって摩擦を受けやすいからだ。

髪の若々しさを保つためには、風呂から出たらすぐに乾かすことが大切だ。ドライヤーの熱風を当てる時間を少なくするために、タオルによってできるだけ水分を拭き取るようにしたい。

タオルで拭く際は、ゴシゴシこするようにしてはいけない。繰り返しになるが、キューティクルが開いているとき、髪は摩擦によって簡単に傷んでしまう。タオルで頭を覆って、優しく押さえるようにして水分を吸収しよう。

タオルで水分を拭き取ったら、仕上げはドライヤーで。このとき、髪だけではなく地肌にも風を当てて、しっかり乾かすことが大切だ。また、速く乾かそうとして、髪を指でパラパラ動かしながらドライヤーを使う人がいるが、このやり方では摩擦で髪が傷んでしまう。髪ではなく、ドライヤーのほうを動かして乾かすようにしよう。

ヘアケア意識をちゃんと持てないのなら、リンスやコンディショナーは使わないほうがまし

シャンプーあとでリンスやコンディショナーを使うのも、髪の手入れのひとつ。しかし男性のなかには、風呂場に置いてあるので何となく使っている、といった程度の認識の人も少なくなさそうだ。

リンスやコンディショナーは髪を滑らかにするためのものだが、よくわからないまま使っている人は、頭皮にもしっかりつけてしまうことが多い。これでは頭皮に成分が残りやすく、べたつきやかゆみ、抜け毛などのトラブルにつながりやすい。

使う場合は、髪だけにつけて、すすいだあと頭皮には成分を残さない。これがしっかり守れるのなら、使ってもいいだろう。そうではないのなら、リンスやコンディショナーを使わないほうが、かえって若々しい髪を保てるかもしれない。

part 6

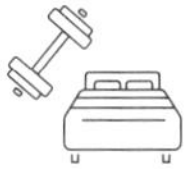

やっぱり大切な運動と睡眠の習慣、ぜんぶ集めました。

運動嫌いの人でも
体を動かしたくなる秘策と、
睡眠不足の人が
快眠を手に入れられるコツを
たくさん紹介しよう。

若々しい同年代の同僚はランチのあと、こっそりウォーキングを習慣づけている

食べたあとすぐに運動するのは体に悪い、と聞いたことはないだろうか。

本来、食後は食べたものを消化するため、胃に血液を集めなければいけない。こうした時間帯に運動をすると、血液が筋肉のほうに回ってしまい、うまく消化できなくなる可能性がある、というのが理由だ。

なるほど納得できそうな理屈だが、いまは違う考え方もされるようになってきた。食後、消化機能を万全にしなければならなかったのは、満腹になるまで食べる機会が少なかったころの話というものだ。

そういった昔とは違って、現代は飽食の時代。糖質を必要以上に摂り過ぎるときも多いので、消化機能が100％働かなくても問題はない、という真逆の考え方だ。普段、食べ過ぎることが多く、ちょっと太り気味で血糖値が高めな人の場合、この現代

風の理屈に沿って習慣づけてはどうだろう。

食後の運動が体にいい理由は、血糖値と関連している。食後に血糖値が急上昇すると、動脈硬化を引き起こしたり、脂肪を体に蓄えやすくなったりする。食べたあとですぐに運動すれば、消化をやや邪魔して血糖値の急上昇を抑え、加えてエネルギーを使うことによって余った糖を燃やし、血糖値を下げる効果も期待できる。

食後に運動といっても、朝食後は何かと忙しく、夕食後はゆっくりくつろぎたいかもしれない。そういった意味では、昼食のあとで体を動かすのがいい。

運動の種類については、ジムでハードな筋トレをしたり、息を切らして走ったり、プールで泳いだりする必要はない。誰にでも簡単にできる有酸素運動のウォーキングで十分だ。少し汗をかく程度の早足で、20分も続ければいい。手早くランチを終えれば、それくらいの時間は作れるのではないだろうか。

ウォーキングのほかには、筋肉をしっかり動かすエクササイズもおすすめだ。人体で最も大きな筋肉である大腿四頭筋を使うスクワットや、階段の上り下りなどを行ってみよう。

平日は忙しくて時間が取れないのなら、週末限定の運動習慣はいかが？

運動が体にいいのはわかっているけれど、平日は仕事が忙しくて無理……。このような人は、週末だけでも体を動かしてみてはどうだろう。半年くらいたったら、体が随分若返っているのに驚くかもしれない。

じつは近年、毎日運動をしなくても、健康に対する効果は十分得られることがわかってきた。最近の米国の研究で、週1～2回の運動をしていれば、まったくしない人と比べて、死亡リスクが30％低くなることが確認された。また、週3回以上運動する人との比較では、死亡リスクにほぼ差が見られないと報告されている。

この研究における運動量とは、1週間で75分以上の激しい運動、あるいは2時間半以上の中程度のものだ。若々しい体を手に入れるため、週末限定でかまわないので、ウォーキングやジム通いをはじめてみよう。

自宅で自重トレーニングをするなら、筋肉量が増えやすいスクワットを第一に

ジムに入会して鍛えたいけど、ちょっと敷居が高い。こういった人は、まずは自宅で、自分の体重で負荷をかける「自重トレーニング」を行うことをおすすめする。

人間の筋肉量は40代以降、10年ごとに約10％の割合で減少する。筋肉量が低下すると、それに合わせて基礎代謝が落ちていき、若いころと同じような食事をするだけで太りやすくなってしまう。若々しい体をキープするには、筋肉量を増やして基礎代謝を上げるのが効果的だ。

そこで、励みたいのがスクワット。鍛えられるのは太ももやお尻で、体の中でも特に大きな筋肉が集中している。これらの筋肉を鍛えると、腕立て伏せや腹筋などに励むよりも、ずっと効率的に筋肉量を増やすことができるのだ。1セット15回を目標に、1日2～3セットを行うようにしよう。

足腰がたくましくて若々しい人は、階段の上りではなく下りで鍛えている

普段からエスカレーターやエレベーターはなるべく使わないで、階段を歩くことを心がける健康法がある。ただ、階段の上りはいい運動になるが、下りは足腰にたいした負荷がかからないようにも思える。そこで、下りだけはエスカレーターなどを使う人も少なくないだろう。しかし、それでは効果が薄い。若々しい足腰の人は、逆に下りの階段をよく使っている。

40代50代の人にとって、じつは階段を上るよりも、下るほうが重要な運動になる。筋肉のふたつのタイプ、「速筋」「遅筋」の違いから説明してみよう。

速筋とは、瞬発的な力を必要とするときに活躍する筋肉。短距離走や筋トレなどのほか、階段の下りで急に止まる際にも使われる。これに対して、持続的な動きを得意とするのが遅筋。長い距離を歩いたり走ったり、坂道や階段を上ったりするときに必

要となる筋肉だ。

速筋と遅筋は衰え方も異なっている。人間の筋肉の量は30代半ばあたりで最も多くなり、それ以降は徐々に少なくなっていく。なかでも、年齢を重ねるとともに衰えやすいのが速筋だ。ただし、減っていくばかりではなく、トレーニングを行うことによって、筋肉量を増やしやすいという側面もある。

高齢者がふらつくようになったり、転びやすくなったりするのは、速筋が体を支えられなくなるからだ。階段で転落してけがをする事故の9割は、下りのときに発生しているというデータもある。

一方、遅筋は速筋とは違って、年齢を重ねても筋肉の量はそれほど減っていかず、トレーニングに励んでも、なかなか筋肉量を増やすことができないという特徴を持っている。

以上の理由から、体の衰えを感じる年代の人が鍛えて、筋肉量を増やしたいのは速筋。階段を使うなら下りというわけだ。老けない足腰を手に入れるため、4、5階程度なら、エスカレーターやエレベーターは極力使わないようにしよう。

終日デスクワークをする場合、30分に1回立ち上がると寿命が延びる！

デスクワークの多い人は、ランチタイムやトイレ休憩時以外、椅子にほとんど座りっぱなしということもあるだろう。

疲れないから、1日中外回りするよりはずっとまし、などと思ってはいけない。座り続けることが健康に与える悪影響は非常に大きい。

シドニー大学などの研究によると、「1日に11時間以上座っている人は、4時間未満の人と比べて死亡リスクが40％高まる」「1時間座り続けると余命が22分短くなる」という結果になった。

なぜ、座り続けることがこれほどまでに体に悪いのか。大きな理由は、血液の流れが停滞してしまうことだ。

体のなかでも特に大きな筋肉は、太ももや尻などの下半身に集中している。座ったままでいると、こうした筋肉の中で、大量の血流が滞ってしまう。飛行機の狭い座席で起こるエコノミークラス症候群に近い状態といっていいだろう。

この血行不良が全身に影響し、長い目で見れば心筋梗塞や脳血管疾患、糖尿病などの生活習慣病につながって、死亡リスクを上げてしまう。座り続けていると、若々しさを失うどころか、寿命が短くなるというわけだ。仕事だから仕方がない、などと言っている場合ではない。

終日、デスクワークをしなければならない日でも、できれば30分に1回、少なくとも1時間に1回は立ち上がり、ちょっとでいいので周辺を歩くように心がけよう。これだけで下半身の血流を改善させることができる。デスクワークに限らず、家にいるときに座ったままで長い時間を過ごしがちな人も同じだ。

立ち上がるのが難しい場合は、椅子に座ったままで可能な運動をしてみよう。厚生労働省が「エコノミークラス症候群予防のために」と開示している情報が役に立つ。足の指でグーを作る、足の指を開く、つま先立ちにする、つま先を上に上げる、ひざを両手で抱え足の力を抜いて足首を回す、といった簡単な運動だ。

ときどき、ほんの2分ほど運動するだけで、老けない体を手に入れられる！

運動は最低でも20分以上は続けないと、全然効果を得られない。運動習慣と健康づくりに関して、このようにいわれることもあるようだが、最近の研究結果から見るとどうやら間違っている。

運動が血糖値に及ぼす影響を調べた研究では、20～30分ごとに2～5分間、軽く歩いたり体を動かしたりするだけでも、血糖値の変動が通常よりも緩やかになったと報告されている。

仕事が忙しい、休日は体を休めたい、といった理由で運動にまとまった時間を取れない場合、こうした体の動かし方をしてみてはどうだろう。ただ、この軽めの短時間エクササイズは頻繁に行うことが重要だ。1日4～5回程度だけでは、ほとんど効果を得られないので注意しよう。

たった10分の有酸素運動でも脳は活性化！習慣づけたら物忘れをしなくなる

筋肉量が増えて基礎代謝が良くなる、持久力が高まって疲れにくくなる、心肺機能が高まって病気になりにくくなる、骨を丈夫にして骨粗鬆症《こつそしょうしょう》を防ぐ、といったさまざまな健康効果が運動には期待できる。

こうした体の若々しさを保つ効果に加えて、意外に知られていないのが脳を老けさせない働きだ。日本人の平均寿命を考えると、まだまだ先は長い。将来、ボケないで過ごすためには、運動を習慣づけることが大切なのだ。

とはいえ、何10分にもわたって汗をかく必要はない。ちょっとした軽い運動をしただけでも、脳は非常に良い影響を受けることがわかってきた。

運動が記憶力にどう関与しているのか、筑波大学の研究結果を見てみよう。研究ではサイクリングマシンを使用し、10分間こいだグループと、全然こがなかったグループが記憶テストを行った結果、前者のほうが好成績を収めた。運動は一時的なものでも、脳に対して有効なわけだ。

次に運動をしっかり習慣づけた場合、脳にどういった影響を与えるのか。米国の研究を紹介しよう。

Aグループにはストレッチや体操などを、Bグループには週3回40分の早足ウォーキングを習慣づけてもらった。

そうして1年たったあと、記憶をつかさどる脳の重要な部位である「海馬」の大きさを測定。その結果、Aグループでは体積が1・4％減少しており、Bグループの海馬は体積が2％増えていたことがわかった。

海馬が大きくなったBグループでは、その分、記録する力がアップし、なかでも空間を認識する力が大きく向上していた。

脳に有効だった早足ウォーキングや自転車こぎは、代表的な有酸素運動。若々しい脳を保ち、いくつになっても物忘れをしないために、適度な有酸素運動を習慣づけるようにしよう。

寝不足が続くと、体の「糖化」が進み、どんどん老けていく可能性あり！

年齢を重ねるにつれて、眠りが浅くなったり夜中に起きることが増えたりと、睡眠の質は低下していく。質の悪い睡眠が当たり前になると、老化を促進させる体の「糖化」が進み、厄介な物質の「AGEｓ」が増える可能性があるので注意が必要だ。

自律神経には活動中に優位になる交感神経と、休んでいるときに働く副交感神経のふたつがある。睡眠の質が悪くなると、本来、優位になるべき副交感神経ではなく、交感神経が働いてしまいがち。こうしたとき、インスリンの働きを悪くする「コルチゾール」や、体を戦闘モードにする「アドレナリン」などのホルモンが分泌される。

これらのホルモンは高血糖を引き起こす働きがあり、結果的に体の糖化を進めてしまうのだ。睡眠不足は疲れをためるばかりではなく、老化を進行させてしまうことになる。毎晩、良い睡眠を得られるように心がけたいものだ。

布団に入る直前ではなく、寝る1時間前に水を飲むと老けない

寝る前にはコップ1杯の水を飲むのが体にいい、といわれることがある。寝ているときは汗が大量に出て、血液がドロドロになりやすいので、前もって水分を補給しておいたほうがいい、というのが理由だ。

しかし、毎日良い睡眠を得て、若々しい体を保っている人は、就寝直前には水を飲んでいないかもしれない。寝ている間に尿意を感じて、目が覚めてしまうことが多いからだ。トイレに行くと覚醒し、眠りに導いてくれる「メラトニン」というホルモンが分泌されにくくなる。水を飲むのなら、就寝1時間前くらいにしておこう。

水よりもはるかに害が多いのが酒だ。寝る直前まで飲んでいると、アルコールの利尿作用で、夜中に目が覚めるのは避けられない。アルコールが分解される過程で交感神経が働き、眠りの質も悪くなる。就寝3時間前までには飲み終えるようにしたい。

少しカーテンを開けて眠ったほうが、目覚めが良くて1日を元気に過ごせる

寝るとき、寝室のカーテンはどのような状態にしているだろう。真っ暗い中で眠りたいからと、遮光カーテンをぴったり閉めている人は、じつは目覚めたときのすっきり感が少なく、だるさを感じながら起きることが多いのではないか。気持ち良く目覚めて、元気良く1日を過ごしたいのなら、カーテンを少しだけ開けてから眠りにつくことをおすすめする。

カーテンを少し開けていると、朝が近づくにつれて、部屋の中に光が少しずつ入ってくる。この状態を人工的に作った実験室で目覚めの感覚を調べところ、すっきりして疲労感のない、快適な目覚めを得ることができた。遮光カーテンを閉めた真っ暗な部屋で寝ると、こうした快適な目覚めを得られにくい。毎日、元気で過ごすため、寝室のカーテンは閉め切らないようにしよう。

寝るときに「羊を数える」のはムダ。何回か深呼吸をするだけで眠気が訪れる

老けない体を手に入れるには毎日、快眠によって疲れを解消することが大切。しかし、ときには寝つきが悪い日もあるだろう。そうした場合、よくいわれる「羊が1匹、羊が2匹……」と数えて、眠気の訪れを待とうとするのは最も悪い方法ともいえる。それよりも、何回か深呼吸をするほうが自然な入眠のためにはずっといい。

横になったものの、頭の中であれこれ考えて、なかなか寝つけない。こうしたときは、副交感神経よりも交感神経のほうが優位になっている。

体が活動的になり心が興奮しているので、眼をつぶっていてもなかなか眠れるものではない。何とかして、交感神経よりも副交感神経のほうを強い状態にしたい。副交感神経を優位にすることができれば、心身ともにリラックスするので、自然なうちに眠りにつけるはずだ。

とはいえ、自律神経は私たちの意思とは関係なく、その名の通り自律的に働く神経だ。交感神経と副交感神経を切り替える手だてといっても、なさそうに思えるかもしれない。しかし、じつは布団の中に入ったまま、できる対策がひとつだけある。大きくゆっくりと呼吸をすることだ。

呼吸と心は深いつながりにあり、速くて浅い呼吸をすると不安になり、ゆっくりした深い呼吸をすると心が穏やかな状態になっていく。

より有効なのは腹式呼吸。おなかを空気で膨らませるようなイメージで息を吸い、時間をかけて息を吐く。こうしてゆっくりした深い呼吸を何回か行っているうちに、不思議なことに心が落ち着いてリラックスし、やがて眠気が訪れてくる。非常に効果の高い方法なので、ぜひ試してほしい。

なお、羊を数えるという方法は、英語圏で「睡眠／sleep」と「羊／sheep」の音が似ていることから生まれたといわれる。日本語で「ヒツジガ……」と唱えても、眠気につながるはずはない。頭の中でも唱えづらい言葉なので、逆に脳を刺激し、眼が冴えるばかりだからやめておこう。

首に横ジワがなく、若く見える人は、みんな低い枕を使っていた！

目じりのシワやほうれい線とともに、年齢以上に老けて見られてしまうのが首のシワ。なかでも目立つのが横ジワで、何とかこれ以上深く刻まれるのは御免こうむりたいものだ。

この厄介な横ジワ、じつは眠っている姿勢と関係しているともいわれる。特に強い関連性のあるのが枕。高い枕で寝る人に横ジワは多く、低い枕を使う人の首にはあまり見られないことが多いのだ。

高い枕を使って仰向けに寝ると、アゴをぐっと引いた姿勢になる。この姿勢を取ると、どうしても首に横ジワが寄ってしまう。眠っている間、毎日のようにこの状態がキープされると、横ジワがクセになって消えにくくなる。

高い枕を使って寝ているのなら、低い枕に替えてみるのをおすすめする。それだけで、横ジワがやわらいでいく可能性がある。

横ジワの原因になる姿勢はほかにもあり、うつむいてスマホを使う時間が長い、デスクワークの際に猫背になっている、といったことも影響するので、自分がそうだと思う人は改善するようにしよう。

寝る姿勢と肌の若々しさの関係では、横向きの寝相にも注意が必要だ。顔の一方だけが枕で圧迫されていると、角質細胞がダメージを受けることも考えられる。肌が乾燥した場合、シワができやすくなる可能性もある。

横向きで寝るのが好きな人は、いつも同じ方向ではなく、昨日は右向きだったら、今日は左向きといったように、顔の一方向だけを圧迫しないことも大切だ。

part 7

若見えを叶える しぐさとふるまいの習慣、ぜんぶ集めました。

ちらっと見られただけで、

「この人、老けている」

と思われてしまったら情けない。

しぐさとふるまいから
若々しさを印象づけよう。

年齢がよく表れるのが、階段を歩くときの姿勢。上半身を前傾させるだけで、一気に老けて見える！

ただ立っているだけのときや、歩く際には正しい姿勢をしっかり保つ。一方、階段を上るときには姿勢は気にしない。

こうした人は少なくないようだが、若々しくありたいのなら、どういったシーンでも姿勢を十分意識することが大切だ。

階段を上るとき、年齢よりも若く見える人は、上半身を地面から垂直に保って進んでいく。これに対して、何だか老けて見える人は、上半身が前に傾いていることが多い。左右に体を揺すったり、両足の幅が開いていたりすると、なおさら若さを感じられない。

階段を上るときは、目線は足元に向けながらも、上半身は前傾させないのが正解。こうすれば、若々しくて颯爽《さっそう》とした印象を与えられる。

歩く姿をビルのガラス扉でチェック。「老けポイント」をすぐに修正するのが若く見えるコツ

立ち姿や歩くときの姿勢はとても大切。それだけで5歳ほど若く見られたり、10歳以上も老けた印象を与えてしまったりすることがある。

では、自分が普段、どういった姿勢で立ったり歩いたりしているのか、ちゃんと自覚しているだろうか。うーん、はっきりとはわからない……という人は、おそらく良い姿勢を取ってはいない。自分が他人からどう見えるのか、客観的にチェックするのを怠っているからだ。

意識して良い姿勢を保とうとする人は、街を歩くとき、ビルのガラス扉やショーウインドウなどに映る自分の姿をときどき確認する。そして、少し背中が丸まっていたり、ガニ股気味だったりした場合はすぐに直す。こうした街角チェックを習慣にすると、老けた印象を与えることは少なくなっていくはずだ。

いかにも老けた印象を与える「二重あご」。あごを引いた姿勢を意識すれば防ぐのは可能

あごの下に深〜いシワ……。加齢によるスタイルの衰えを象徴するのが二重あごだ。このラインがあると、間違いなく老けて見えるので注意したい。

太ってあごのまわりに余分な肉がつく、あるいは塩分や糖分の摂り過ぎで体がむくんだ場合に二重あごはよく目立つ。

別に太ってはおらず、暴飲暴食にも心当たりがない。それでも二重あごが気になる場合は、姿勢の悪さか表情筋の衰えが原因のことが多い。スマホを見るときなどのように、背中を丸めて下を向く姿勢が多いと、あごのまわりにたるみができて二重あごにつながりやすい。これに表情筋の衰えが加わると、どんどん老け顔になっていく。

あごを引いた姿勢を意識するとともに、ときどき口角を上げるエクササイズを行うようにしよう。これらを習慣づければ、イヤな二重あごが薄れていく可能性がある。

背筋をピンと伸ばして歩くと、じつは生活習慣病にかかりにくくなる

良い姿勢を保つメリットは、若々しい印象を与えるだけではない。じつは生活習慣病を発症しにくくなり、体の中から若さを保つことにもつながる。

そもそも、良い姿勢とはどういうものなのだろうか。最も重要なポイントは、横から見たときに、頭のてっぺんから足のくるぶしまで、体がまっすぐ一直線になっているということだ。

これに対して、悪い姿勢はこのラインから体のあちこちがはみ出ている。典型的なのが、首が前に突き出ている猫背だ。

筋力が衰えて上半身が丸まると、ラインよりも後ろ側にはみ出る部分が多くなる。そこで、バランスを取るために首を前に出すようになるわけだ。猫背がひどくなると、ひざをやや曲げて前に出す、さらに見た目の悪い姿勢になることも多い。

一直線の良い姿勢を保っていれば、無駄なエネルギーを使わないので、長時間立っていてもそれほど疲れない。

一方、デコボコした悪い姿勢の場合、体のバランスを取るために、本来は必要ではないエネルギーを使う。このため、ただ立っているだけでも疲れやすい。加えて、ひざが曲がっていれば、関節にも負担がかかってしまう。

悪い姿勢のデメリットはまだある。立っても歩いても疲れやすく、あまり動く気がしないので運動量が低下していく。それなのに食事の量が以前のままなら、体重がしだいに増加するのは避けられない。

体重が増えると、ひざや腰に負担がかかる。そうなると、ますます動くのがイヤになり、体重が一層増加してしまう。肥満は生活習慣病の根本的な原因。解消されないと、やがて高血圧や高血糖などを引き起こし、最終的には心筋梗塞や脳梗塞を発症するというわけだ。

老けて見えるカッコ悪い猫背は、10年後、20年後に危険な病気につながるかもしれない。良い姿勢を保つべきなのは、こうした深い理由があったのだ。

本やスマホの文字が見えにくいとき、頭を引かずに手元を遠ざけると老眼がバレにくい

本やスマホを見るとき、細かい文字の読みにくさから、つい頭を後ろに引いてしまうことはないだろうか。老眼鏡に関するある調査によると、そのしぐさをするだけで、実年齢には関係なく50歳以上に見られるという結果になった。いかにも年寄り臭いと思われるしぐさなのだ。

こう聞いたからといって、仕方ないじゃないか！　老眼がはじまったから、近い距離では見えないんだ！　などと逆切れしないでほしい。老眼が多少進んでも、老けて見られることなく、本やスマホに向き合える人はいる。

若々しく見られるコツは、頭を引くのではなく、逆に本やスマホを遠ざけることだ。まったく違う動作だが、眼からの距離を離すという点では同じ。さりげなくゆっくり遠ざけるようにすると、まわりからは気づかれにくいので試してみよう。

スマホの文字を大きくするのは抵抗がある。だったら、文字を太くして読みやすくしよう

最近、スマホを見るとき、文字がぼやけてわかりにくくなった。頭を引くしぐさは老けて見えやすいというので、スマホを遠ざけるようにしてみたものの、見えづらいのには変わりない。

こうした場合、文字を大きくする方法がある。設定で画面表示の方法を変えると簡単に対応できるが、ちょっと気が進まない人がいるかもしれない。誰かにのぞき見されたとき、文字を大きくしていることに気づかれてしまうからだ。ああ、この人はこんなに老眼が進んでいるんだ……と一層老けて見られる可能性がある。

そこで、まわりに気づかれず、スマホを読みやすくしている人のアイデアを紹介しよう。文字を大きくするのではなく、設定を操作して文字を太くするのだ。こうするだけで、ぐっと読みやすくなる。ただ、対応しないアプリもあるので注意しよう。

脚を組まないで椅子に座ると、腰痛やひざ痛、垂れ尻を予防できる

デスクワークの際、無意識のうちに脚を組む人は多そうだ。この姿勢のほうが楽だ、またはカッコいいと思っているのではないか。しかし、若々しい体を手に入れたいのなら、脚を組まないで座ったほうがずっといい。

脚をつい組んでしまうのは、骨盤まわりの左右の筋肉の固さに差がある人だ。このこと自体は、それほどおかしな話ではない。心臓は体のやや左側にあり、最も大きな臓器である肝臓は主に体の右側に収まっている。そもそも、人間の体は左右で非対称になっているのだ。

とはいえ、だからといって、脚を組むのに問題がないというわけではない。デスクワークのときなど、座った際に脚を組むのが習慣になっていると、さまざまな弊害が起こることを知っておきたい。

多くの場合、脚を組むときはいつも同じ脚を上にするだろう。この姿勢を続けることによって骨盤が歪み、股関節の動きにも影響が出て、腰痛やひざの痛みを発生してしまう。

それだけではなく、見た目の若々しさにも影響が出てくる。脚を組むときには、必ず尻の筋肉が伸びる。この状態が長く続くと、だんだん尻の筋肉自体が弱まっていく。その結果、日ごろからスクワットやランニングなどに励まない限り、しだいに尻がだらしなく垂れるようになる。

尻の筋力が弱ると、立ったり歩いたりするときには、太ももの力を必要以上に使って踏ん張らなければならない。無意識のうちに筋トレをしているようなもので、いつの間にか、脚が太くなっていく。女性にとっては無視できない問題だ。

若々しくありたいのなら、脚を組むのはもうやめよう。ポイントはなるべく深く座ることで、こうすると脚を組みにくくなる。両足の足裏全体をしっかり床につけて、左右均等に体重をかければ、骨盤が安定して座りやすい。脚を組むよりも美しく、力強い姿勢に見えるはずだ。

背筋を伸ばして椅子に座れば、若く見えて腰痛防止にも効果あり

背中が丸まった猫背で歩いている人は、到底、若々しくは見えない。椅子に座った状態でも同じ。背筋をピンと伸ばして座っていると、体幹がしっかりしていることを感じさせ、年齢よりも若く見える。

背筋を伸ばして椅子に座ると、骨盤に負担がかからないので腰痛防止にもなる。脚を組まないこととあわせて、職場のデスクワークやリモートワークでも意識したい。

パソコンに向かって作業する場合、椅子に深く腰かけて、背もたれにもたれかかるようにしよう。椅子と机の間は、キーボードを打つとき、ひじが体から離れない程度の距離がいいだろう。

画面の高さも大切だ。椅子が低くて画面を見上げる姿勢になると、時間とともに筋肉がこって、眼も疲れてしまう。椅子の高さを調整することが大切だ。

リモート会議のカメラは、高めの位置にセットして「老け顔」防止

リモート会議をしたとき、パソコンの画面に映る自分の姿を見て、ギョッとした人は相当いるのではないか。そこにいるのは、想像よりも5歳、10歳ほど年を取った自分……。しかし、落胆したままではいけない。もっと若々しく見せる手だてはある。

実際よりも老けた姿に映される場合、下からの映像であることが多い。下から見上げる角度で映すと、首のシワが目立つなど、どうしても老け顔になってしまう。内蔵カメラが下の位置にあるノートパソコンなどを使う場合、何かの台の上に載せて、上から下の方向に撮影できる位置に変えよう。これだけで相当違う姿に映る。

照明も重要で、工夫したら大分若く見えるようになる。特別な照明機材はいらない。蛍光灯などでやや遠くから顔を照らすと、シワや眼の下のクマなどが薄くなるはずだ。白い壁に当てて間接照明にすれば、より自然な光に変えられる。

人の名前を一発で覚えるコツは、文字を何かのイメージに変換して脳に刻むこと

「あなたは先日お会いした、お名前は確か……えーと」「……藤森です」といったように、人の名前を忘れて冷や汗をかいた経験はないだろうか。

名前を覚えられないのは、それほど不思議なことではない。文字情報は脳が記憶しにくい苦手分野なのだ。

とはいえ、物忘れがはじまっていてもおかしくない年齢でも、名前を覚えるのが得意な人もいる。そういう人は記憶力が特別優れているわけではなく、覚えるための工夫をしていることが多い。

記憶するためのポイントは、名前を単なる文字情報ではなく、強いイメージに変換して脳に刻むことだ。

たとえば藤森さんなら、藤の花が満開の森を歩いている人といった具合。長尾さん

なら、長い尻尾のある人。魚住さんなら、魚がたくさん住んでいるアパートの住人、というようなイメージに変換して覚えるわけだ。

最初にこうした作業をしておくと、次に出会ったときに、記憶の倉庫から引っ張り出しやすくなる。記憶力のしっかりした、若々しい脳を持っている人だという印象を与えられるわけだ。

part 8

若々しさの大敵、「酸化」も「糖化」もしない習慣、ぜんぶ集めました。

老化の大きな原因は
「酸化」「糖化」だと
最近、明らかになってきた。
この大敵からの攻撃を、
防ぐコツは何!?

体に「サビ」と「コゲ」を溜めない人は、見た目が若々しくて内臓も丈夫

近年、老化に関する研究が進み、そのメカニズムがしだいに明らかになってきた。老化を促進させる要因として、特にクローズアップされているのが「酸化」と「糖化」だ。老けない体を作るためには、この二大老化要因を遠ざけるのが肝要となる。

酸化は人間の体のみならず、さまざまな面でごく普通に起こっている化学反応だ。何かが酸素と結びついて変化する現象のことで、「サビ」ともいわれる。

最もわかりやすい酸化は、鉄でできている釘がサビることだろう。リンゴやナス、レタスなどを切ったとき、断面が変色するのもよく見る酸化だ。

こうしたサビが、人間の体のなかでもごく普通に生じている。その主役が、物質を酸化させる力が非常に強い「活性酸素」だ。

呼吸で取り込まれた酸素は、体内で大部分がエネルギー代謝に利用されるが、ごく

一部は活性化する。通常の酸素とは性質の異なるこの活性酸素が、体の細胞を傷つけて劣化させてしまうのだ。

たとえば、血管がサビつくと動脈硬化の原因となり、危険な生活習慣病につながっていく。さまざまな面で体に障害を起こさせ、老化の一大原因となる。

次に糖化とは、体に入った余分な糖がタンパク質と結びつき、体の熱が加わって劣化させる現象をいう。酸化の「サビ」に対して、糖化は「コゲ」とも呼ばれる。実際、人の軟骨のコラーゲン組織を調べると、年齢を重ねるとともに糖化が進み、白色から茶色っぽく変色していき、高齢者では焦げたような濃い茶色になっている。

体の大部分はタンパク質でできているため、全身のすみずみで糖化が起こることが避けられない。糖化によって性質の変わったタンパク質は「AGEs」と呼ばれる。これが体に炎症を起こし、血管の老化や生活習慣病、認知症、骨粗鬆症ほか、さまざまな病気の原因となり、肌も老化させてシミやシワを増やしていく。

生きていく以上、体のサビとコゲが増えるのを完全に止めることはできない。しかし、生活習慣を見直し、そのスピードを遅らせるのは十分可能だ。

トマトや緑黄色野菜、サケ、緑茶など、抗酸化作用の高い食品が好きな人は体がサビない

見た目が年齢よりも若々しく、血管や内臓なども健康を保っている人は、体のサビとコゲが少ないはずだ。

サビを防ぐには、活性酸素の発生を抑えることが重要となる。その重要なポイントについては、これまで繰り返し紹介してきた。抗酸化作用のある食品の摂取を習慣にすることだ。

アントシアニンやカテキンに代表されるポリフェノール、β-カロテンやアスタキサンチンのようなカロテノイド、ビタミン類ではビタミンCやEなどが抗酸化作用の高い成分。これらが豊富に含まれている野菜や果物、緑茶、コーヒー、高カカオチョコレート、ナッツといった食品をよく食べる習慣が酸化抑制につながる。日々の調理でオリーブオイルを使うことも、サビを防止するのに効果が高い。

運動は適度に行うのが肝心。ハードにやり過ぎると体がサビるかも…

運動は健康づくりの柱のひとつ。とはいえ、体に好影響を与えるのは適度な運動をした場合に限る。ハードな運動をし過ぎたら、体の負担が大きくなって、健康づくりには逆効果だとわかっている。

長時間の激しい運動を頻繁に行っている人は、適度に運動をしている人と比べて、感染症にかかりやすいという。これは交感神経が強く刺激され、免疫力を持つ細胞が減ってしまうことなどが原因だ。

体の酸化についても同様で、アスリートの練習のようなハードな運動は活性酸素を増やす一因になってしまう。中年以降になったら、あくまでも運動は健康づくりの一環にとどめたい。早足のウォーキングのような適度な運動を習慣づけると、サビにくく老けにくい体になっていくはずだ。

体がコゲにくい人は、ご飯の大盛りは食べず、ベジファーストを心がけ、タバコは吸わない

体を老化させるコゲの原因物質、ＡＧＥｓは体内で約３分の２の量が作られる。その材料のひとつは糖質。ご飯やパン、パスタ、甘いお菓子類など、糖質たっぷりのものが大好きでよく食べていたら、体内で糖化が進んでいくことは避けられない。まだまだ老けたくないのなら、ご飯やラーメンの大盛りはやめ、お菓子の食べ過ぎは控えたほうがいいだろう。

糖化のメカニズムは、血糖値の動きとも強く関連している。血糖値の急上昇が糖化を招くので、ベジファーストやゆっくり食べることを習慣にし、血糖値スパイラルを招かないようにしたいものだ。

タバコも糖化を促進させる大きな要因となる。糖化に加えて、体の酸化も進行させるので、サビとコゲ、両方の意味から喫煙は大敵だ。

老けないためには、唐揚げよりも蒸し鶏。コゲの少ない「水を使った料理」を

ＡＧＥｓは食べものの中にも含まれており、そのうちの約7％の量が溜まっていく。体内にあるＡＧＥｓの約3分の1は、こうして食事のたびに積み重なったものだ。

ＡＧＥｓが多く含まれている食品は一目瞭然だ。こんがりとしたコゲ目がついているステーキや焼き魚。表面を香ばしいコゲが覆うトースト。食欲をそそる焼き色に仕上がっているお好み焼きやクッキー。食べものをおいしく、香ばしいものに変えるメイラード反応が起こった食品に、ＡＧＥｓはたっぷり含まれている。

メイラード反応によってできるコゲは、糖とタンパク質が結びつき、熱が加えられてできたもの。糖化によって生じるＡＧＥｓそのものなのだ。

では、どのように調理された食品にＡＧＥｓが多く含まれているのだろうか。より高熱で加熱されるほどコゲが進み、ＡＧＥｓはたくさん生まれる。このメカニズムか

ら、ＡＧＥｓ量は「生↓蒸す↓ゆでる↓煮る↓炒める↓焼く↓揚げる」の順に増えていく。簡単にいえば、水を使った調理ではあまり増えず、油で高温調理をすると一気に増えるわけだ。

鶏胸肉を調理した場合のＡＧＥｓ量の違いを例にあげよう。15分間ゆでたら生の１・４倍、15分間焼いたら７・６倍、20分間揚げたら12・６倍と、高温で調理すればするほど、ＡＧＥｓの量がどんどん増えていく。

油を使って揚げ物を作ると、加熱の温度は１８０℃前後まで上がる。これに対して水で調理をすると、蒸してもゆでても煮ても、鍋の中は水の沸点である１００℃を超えることはない。このため、糖化を抑えられるのだ。ただし、圧力鍋を使う場合はまた別。加圧によって水の沸点を12・５℃ほど高めて短縮調理をするので、ＡＧＥｓの量もそれなりに多くなってしまうので注意しよう。

こうした糖化の特徴から、老けないために体のコゲを抑えるのには、水を使って調理するのがおすすめということになる。鶏料理の場合、唐揚げではなく蒸し鶏や煮物を多く食べたいものだ。

「冷えた揚げ物」のレンチンは最悪！弱火で温めて食べると老けにくい

食品を加熱する方法には、煮たり焼いたりするほかに、電子レンジでチンするという手軽なやり方がある。油を使うわけではないので、食品に優しい調理方法で、糖化も進まないような気がするかもしれない。

しかし、電子レンジを使った加熱調理は、じつは食品にとって想像以上にダメージが大きい。揚げるよりも糖化を進ませる調理方法だともいわれる。

電子レンジを使って調理すると、焼いたり揚げたりしたときのようなコゲ目はつかない。それなのに、なぜ体に良いとはいえない調理方法なのか。

電子レンジは電磁波の一種、マイクロ波を利用して食品を加熱する調理器具だ。特に水分と脂肪分に作用し、原子レベルで激しく振動させて、その摩擦熱によって加熱する仕組みになっている。

マイクロ波によって加熱されると、食品中のブドウ糖の立体構造が変わって、タンパク質とくっつきやすくなる。糖化が促されて、AGEsが増えてしまうのだ。

米国マウントサイナイ医科大学の研究によると、豚肉100gを7分間炒めたときのAGEs値は4752ku（キロユニット）。これに対して、電子レンジで3分間加熱しただけで、9023kuにまで跳ね上がった。見た目はまったくコゲていないのに、内部では信じられないほど糖化が進んでいるわけだ。

フライパンや鍋を使うことなく、短時間で加熱できる電子レンジはとても便利な調理器具。とはいえ、糖化を重要視した場合、レンチンによる肉の加熱調理には注意が必要かもしれない。

電子レンジを使って、冷めた料理を加熱するのはどうだろう。煮物や焼き魚などを1分温める程度なら、さほど問題はないと思われる。

気になるのは揚げ物を加熱することだ。ただでさえ高温調理でAGEsが増えているのに、レンチンでさらに糖化を進めてしまう。揚げ物はグリルかフライパンを使って、弱火で温めるほうが良さそうだ。

若々しさを保てるステーキの焼き方は「ミディアム」よりも「レア」

牛肉料理ではステーキがいちばん好き、という人は多いだろう。焼き方については、血の滴るようなレアから、ほど良く火を通したミディアム、こんがり焼いたウェルダンまでいろいろある。こうしたなかから、老けない人が選ぶのはもちろんレアだ。

生の牛肉のAGEs値は100g中707ku。これに対して、表面を軽く炙っただけの超レアは800kuでしかないが、しっかり焼けば1万58kuに激増するという計算もある。1日に摂取する上限は7000～1万kuというのが定説なので、焼き方によってはステーキ1枚だけでオーバーしてしまうことになる。

老けたくないのなら、食べものから摂取するAGEsを少なくするのが肝心だ。牛肉のステーキを食べるなら、ウェルダンやミディアムではなくレア。さらにいえば、牛肉ならステーキではなく、しゃぶしゃぶにするとAGEs量を抑えられる。

酢のアンチエイジングパワーを借りたら、唐揚げに含まれるコゲ物質がぐっと減る

鶏肉料理の定番である唐揚げは、揚げ物なのでAGEsの量は相当多い。たった100gを食べるだけで、1日のAGEs許容量である1万kuに迫ってしまう。

コゲない食生活に徹するのなら、鶏肉料理は常にゆで鶏やバンバンジーなどを選ぶことになるが、唐揚げをまったく食べないというのも辛い。そこで、調理する際にひと手間かけてみよう。下味をつける漬け汁に、レモン汁か酢を加えてみるのだ。

じつは酸性の環境のもとでは、糖とタンパク質がくっつきにくく、糖化が抑えられる。鶏肉に酸性の漬け汁が作用し、本来、揚げる過程で大量に生まれるAGEsの量を半減させることが可能なのだ。

別の意味からも、外食で唐揚げを食べるときには、添えられているレモンを絞るようにしたい。腸の働きが緩やかになるので、血糖値の急上昇を抑えられる。

老けない人は「焼き餃子」ではなく、「水餃子」を食べている

ラーメンやチャーハンなどに合わせて食べたい餃子。焼き餃子で出されることが多いが、本場中国では水餃子にするのが通常だ。

店で水餃子と焼き餃子からチョイスできる場合、年齢よりも老けて見えない人は迷わず水餃子を注文するのではないか。

焼き餃子の食欲をそそるこんがりした焼き色は、いうまでもなく糖化が進んだ証拠。そのおいしそうな色の中には、ＡＧＥｓがたっぷり含まれている。一方、ゆでるだけの水餃子には、もちろん少しの焼き色もついていない。

ＡＧＥｓの量を調べると、焼き餃子には４１９０kuも含まれている一方、水餃子には１６２５kuしかない。糖化による老化を防ぎたいなら、選ぶべきなのは水餃子だ。こうしたコゲを避ける習慣づけが、数年後には大きな違いを生み出すはずだ。

パン食に合わせる卵料理は、目玉焼きでもスクランブルエッグでもなくゆで卵

値段が安くて栄養豊富、食べ方もバラエティーに富んでいる卵。朝のパン食に合わせるなら、目玉焼きやスクランブルエッグ、ゆで卵といったところだろう。見た目も体も老けたくないのなら、どの卵料理をチョイスすればいいのか。

加熱の温度が高くなるほどＡＧＥｓの量が増え、老化の要因になる。この考え方からいえば、３つのなかでは、お湯で調理するゆで卵が最も老けにくい。次いで、油を使った調理時間の長さの違いから、ＡＧＥｓ量が2番目に多いのはスクランブルエッグで、最も糖化が進んでいるのが目玉焼きということになる。

ただし、数値的には最も老けやすい目玉焼きも、途中で水を加えてフタをし、弱火で蒸して作ればＡＧＥｓの量をかなり抑えられる。この目玉焼きに限らず、どういった料理でも、蒸したり弱火にしたりと調理方法を工夫するのがいいだろう。

老けて見える人の大好物、高温調理されたファストフードは食べない

手早く食べられ、それなりにおいしいファストフード店。とても便利な存在ではあるものの、どれくらいの頻度で利用するのかで、老ける人と老けない人に大別できるかもしれない。

ファストフード店で提供されるのはハンバーガーやフライドポテト、フライドチキン、チキンナゲット、ドーナツほか、油を使って高温調理するものが主だ。当然ながら、調理の過程で糖化が進み、できあがった食べものはいずれも高いAGEs値を示すことになる。

ファストフードを食べたあと、血中のAGEs値が15%上昇したという米国の研究報告もある。軟らかくて食べやすいので、早食いにつながるのも良くない点だ。老けて見えない人は、高い確率で、ファストフード店のお得意様ではないだろう。

コンビニの「レジ横ホットスナック」には見て見ないふりを

ちょっとした買い物に便利なコンビニエンスストア。目当ての商品を持ってレジに向かったとき、気になるのがカウンター上のホットスナックだ。チキンナゲットなどが保温された状態で並んでおり、温め直さずに食べられる。

こんがりした色に食欲をそそられ、つい買ってしまうこともあるだろう。しかし、若々しさを保っている人は、レジ横ホットスナックには食指を動かさない。

そのチキンナゲットやアメリカンドックは、ただでさえ高温調理されて糖化が進んだ食べものだ。そのうえ、調理後も常に保温されているので、糖化はさらに進行し続けている。

たまに買う程度では問題ないが、毎日のように食べるのは避けたほうがいいかもしれない。要注意の食品であることは覚えておこう。

ジャガイモ料理なら、フライドポテトよりもポテサラを食べたい

使い勝手のいいジャガイモは、料理のレパートリーが広い。肉ジャガ、こふきいも、ポテトサラダ、フライドポテト、ポテトチップス……ほかにも料理のバリエーションはまだまだある。

そうした代表的なジャガイモ料理のなかで、居酒屋やビアガーデンの人気者であるポテトサラダと、ファストフード店の定番メニューであるフライドポテトを比較してみよう。「老けにくい」ジャガイモ料理はどっちなのか？

答えは明らか。ゆでて作るポテトサラダのほうが、揚げ物であるフライドポテトよりも老けにくい食べものだ。ポテトサラダのAGEs値は、フライドポテトの17分の1程度しかない。同じ考え方から、ゆでたり煮たりするこふきいもや肉ジャガは「老けない料理」、揚げて作るポテトチップスは「老ける料理」に大別していいだろう。

頻繁にひっくり返しながら焼けば、焼肉を食べても老けにくい

自分の好きな焼き加減にして食べられる焼肉。この焼き肉に関して、「老ける焼き方」「老けない焼き方」があるのを知っているだろうか。

まず、片面をじっくり焼き、焼き色がついてからひっくり返し、もう片面にもコゲ目がつくまで焼くのはどうだろう。こうすれば、しっかりとメイラード反応が起こるので、食欲をそそる香ばしさを感じながら食べることができる。しかし、これはもちろん、「老ける焼き方」だ。

一方、片面ずつ強めに焼くのではなく、頻繁にひっくり返しながら、表面に強い焼き色がつかないようにする焼き方もある。「老けない焼き方」はこの方法。こうして焼くと肉の表面がコゲない、つまり糖化を抑えられるというわけだ。AGEsの量を2割から3割も減らすことが可能なので、ぜひ試してほしい。

酒好きに悲報！ 飲めば飲むほど老化が進む…老けないためにはせめて「ほどほど」に

「酒は百薬の長」ともいわれるが、近年、それはどうやらウソだということが明らかになりつつある。

アルコールは肝臓に対する負担が大きいだけではなく、高血圧や糖尿病、すい臓病などの原因となり、血管などの循環器系にもダメージを与える。長年大量に飲酒すると脳が萎縮し、認知症につながる要因になることもわかってきた。

さらにアルコールには糖化を進行させ、全身を老けさせる作用がある。酒を飲めば飲むほど体のコゲが増えて、血管が弱り、皮膚がたるんでいくというのだから、毎日飲みたいという気持ちも萎《な》えるのではないか。

飲酒の習慣が糖化を進行させるのは、アルコールを代謝するときに生まれるアセトアルデヒドが関係している。

これまで、糖とタンパク質がくっついてＡＧＥｓが生まれると紹介してきた。ただ正確にいうと、その間にもう１工程がある。糖から「アルデヒド」と総称される物質が生まれ、それがタンパク質と結びつくことでＡＧＥｓが生成されるのだ。

アルコールが肝臓で分解されて生まれる「アセトアルデヒド」は、このアルデヒドの一種。つまり、酒を飲むほどアセトアルデヒドが体の中に生まれ、それが体を老化させるＡＧＥｓの材料となる。

同志社大学糖化ストレス研究センターの研究によると、20代から50代までのどの年代でも、週４日以上飲む人は、週３日以下の人と比べてＡＧＥｓの蓄積量が高いことが明らかになった。その差は数倍に及ぶほど大きなものではないが、飲酒の習慣が糖化の促進に関係しているのは確かなようだ。

健康のためには酒は飲まないのがいちばんだが、長年の習慣になっている人は完全に断つのは難しいかもしれない。厚生労働省によると、ビール中瓶なら１本、日本酒なら１合、酎ハイ３５０㎖缶（７％）なら１本、ウイルキーならダブル１杯が１日に飲む量の指標。これを目安にしてみてはどうだろうか。

part

9

絶対NG!
老けて見える人の習慣、
ぜんぶ集めました。

×

なぜ、あの人は老けているのか?
その理由は、やってはいけない
悪習慣を続けているから。
ここで紹介するNG項目を行えば、
あなたも確実に老けていく!

濃い色のサングラスをかけると、日焼けにつながる恐れが！

太陽がまぶしい季節、車の運転やアウトドアでのレジャーの際に便利なグッズがサングラスだ。レンズの色が薄くてまぶしさを抑えきれない場合、もっと色の濃いサングラスがほしくなる。

しかし、そういったサングラスを買う際には十分注意しなければならない。レンズのタイプによっては眼がダメージを受けて、そのうえ肌が日焼けをしてしまうかもしれないからだ。

ネコは暗いところにいると瞳孔《どうこう》が丸く大きく開き、明るい場所では細長くなることがよく知られている。人間もネコほどではないにせよ、光の量によって瞳孔の大きさがそれなりに変化する。

このメカニズムから、明るい光をそのまま感じる裸眼のときよりも、サングラスで光をさえぎるようにしたほうが瞳孔は開く。薄い色のサングラスよりも、濃い色のサングラスをかけたとき、瞳孔は一層開くことになる。

瞳孔が開くと問題なのは、より多くの紫外線を受けて、肌と同じように目が日焼けをしかねないことだ。さらに、大量の紫外線を目が感じると、肌を守らなければならないと脳が判断し、紫外線を吸収するメラニン色素を出すように働く。

日焼けの原因になるのが、このメラニン色素。肌に沈着して浅黒くなり、ダメージが積み重なるとシミになってしまう。つまり、濃い色のサングラスをかけると、体のメカニズムの連鎖により、老けた肌になる可能性があるわけだ。

とはいえ、いまのサングラスの多くにはＵＶカットの機能が施されている。１００％近くの紫外線をカットするので、メガネ店で販売しているものなら心配ない。ただし、メガネ店以外で売られている安価なサングラスのなかには、紫外線吸収率の少ないタイプもあるようだ。ＵＶカットなのかどうか、必ず確かめてから購入しよう。

なお、紫外線をカットできるサングラスでも、メガネと顔のすき間から入ってくる紫外線は防げない。できれば帽子をかぶるといった対策を取るようにしよう。

肌の表面に油膜をはって、乾燥を防ぐワセリン。しかし、つけ過ぎると大人ニキビのもと

肌が乾燥する季節、大いに頼りになるのがワセリン。害のないものだからと、たっぷりつけてしまいがちだが、つけ過ぎればメリットよりもデメリットのほうが大きくなってしまう。

ワセリンとは石油を精製して作る保湿剤。塗ると肌の表面に油膜をはり、乾燥を防いでくれる。薬用効果はないが、顔のスキンケアや冬の肌荒れ予防などに大きな効果を発揮する。副作用は心配ないとされているが、敏感肌などの人が気になるようなら、純度の高い白色ワセリンを使うといい。

使う際には、塗る量に注意しよう。ほんのわずかで良く、米粒2粒ほどの量を手に取って塗り、足りなければ少し追加する程度でいい。たっぷり塗ると、毛穴をすべてふさいでしまい、大人ニキビや更年期ニキビの原因になってしまう。

「美顔ローラー」でマッサージすると気持ちいい。でも、やり過ぎるとシワやシミの原因に

肌の衰えを感じている人が、つい手を伸ばしたくなるのが「美顔ローラー」といったマッサージ器。顔のコリをほぐし、血行を良くしてリフトアップや小顔効果が期待でき、シワやほうれい線なども改善できるとされている。

しかし、皮膚科医の多くは美顔マッサージの効果に懐疑的で、逆にNG行為だとさえ言っていることを知っているだろうか。

ローラーでゴリゴリこすったり、マッサージしたりすると、皮膚が伸びて気持ちがいいので、相当な効果があがりそうな気がするかもしれない。けれども、顔の皮膚や筋肉はかなり薄いので、こうした強い刺激は大きなダメージとなる。

伸びた皮膚や筋肉が戻らないでシワになったり、こすったところにシミができたりする恐れもある。つい力を入れ過ぎてしまう人には、使うのはおすすめしない。

老眼鏡を下にずらした上目づかいは、10歳老けて見えるから厳禁！

細かい文字がだんだん見えづらくなっても、しばらくの間、多くの人は老眼鏡の使用を躊躇するのではないか。まだ自分は年寄りではない……という強い抵抗感があって手が伸びにくいと思われる。

とはいえ、老眼鏡をかけている姿そのものには、それほど老人っぽいイメージはないものだ。問題は老眼鏡の使用時、誰かに声をかけられたときのふるまい方だ。このとき、どのように対応するかで、10歳老けて見えるかどうかが決まる。

絶対にやってはいけないのは、老眼鏡を下にずらし、上目づかいで人を見ることだ。この動作自体が年寄り臭いのに加えて、額にシワも寄って、確実に年齢よりも老けて見えてしまう。離れた場所にいる人の顔がぼやけて見づらいのなら、落ち着いた所作で老眼鏡をいったん外し、手に持って対応するようにしよう。

糖質は健康の敵。ラーメンは麺を控えて、でもチャーシューはましまし、は肥満に一直線

体重を落とすには糖質を制限するのがいちばん、というダイエットの方法が知られている。糖質を制限すれば、食後すぐには血糖値は上昇せず、インスリンの分泌が抑えられる。このため、余分な糖質が脂肪として蓄積されることはない。

効果的なダイエット方法のひとつではあるが、この考え方がエスカレートするのは良くない。たとえば、ラーメンの麺をある程度残すようにすると、食後の血糖値は上がりづらい。この状態だと脂肪は蓄積されないので、チャーシューは何枚食べてもかまわない、という食べ方だ。こうすると、確かに食後すぐの血糖値は急上昇しないが、摂取エネルギーは多くなり、脂質も余分に摂取することになる。

極端なチャーシュー増しが当たり前になれば、当然、いくら麺を控えても肥満につながってしまう。カン違いの習慣を続けると、その先には生活習慣病が待っている。

足りない栄養をサプリメントで補給していると、良くない結果を招く可能性あり

食事では不足しがちな栄養素、あるいは多く摂取したほうが効果が高いと思われる成分は、サプリメントで摂ればいい。このように考えて、長年、サプリメント漬けの日々を送ってきた人はいないだろうか。そういった人は、すぐにでも考え方と生活を改めることをおすすめする。サプリメントは食事の代わりにはならないからだ。

40代50代の人は、若いときからビタミン剤などのサプリメントに身近に接してきた。大手のメーカーが製造、販売していることもあって、安心できるものだと思っているだろう。しかし、サプリメントについては、じつはわかっていないことが多い。

抗酸化作用の高いβ-カロテンについての有名な研究を紹介しよう。フィンランドで1994年、肺がんのリスクの高い2万9000人の喫煙者を対象とした大規模な栄養調査だ。この研究では、①β-カロテン、②ビタミンE、③β-カロテンとビタ

ミンE、④β-カロテンに見せかけた偽薬、というそれぞれ違うものを摂取する4つのグループに分けて、長期間、追跡調査を行った。

β-カロテンなどの有効性はすでに知られていたので、当然、摂取するグループのほうが良い結果になるだろうと思われていた。ところが、結果はまったく違ったものになった。抗酸化作用の高いβ-カロテンやビタミンEを摂取したグループよりも、偽薬を飲み続けたグループのほうが肺がんの発症率が低く、肺がんと心臓病による死者数の合計も少なかったのだ。この驚くべき研究結果は「フィンランド・ショック」といわれるようになった。

意外な結果に終わった研究はこれだけではない。ある成分が健康に有効だとしても、単一で摂取すれば害になることもあると、複数の報告で明らかにされている。

β-カロテンが有効成分なのは明白だが、食物繊維やビタミンCなどと複合的に働いて、はじめて良い結果につながるのかもしれない。とにかく、単一の成分を詰めたサプリメントを摂取しても、健康につながるかどうかは怪しいのだ。適度に飲むのはいいだろうが、頼るのはやめたほうがいい。

冷たい清涼飲料水を飲み過ぎると、体がどんどん老けていく！

暑い日、汗を流しながら外を歩いているとき、自動販売機があると立ち止まってしまう。今日はこれで2本目、冷たい清涼飲料水の誘惑には勝てない。こういった行動を頻繁に繰り返していると、どんどん体の内側から老けていくかもしれない。

コーヒーやジュースなどの清涼飲料水を控えたいのは、甘さを生み出している成分が体に対して悪影響を及ぼす可能性があるからだ。

清涼飲料水は近年、砂糖ではなく、「ぶどう糖果糖液糖」「果糖ぶどう糖液糖」などと呼ばれる「異性化糖」という液状の糖で甘みを作り出していることが多い。

異性化糖はトウモロコシやジャガイモ、サツマイモなどのでんぷんが原料。これらに酵素を加えて分解する過程で、ブドウ糖と果糖が作られる。砂糖もブドウ糖と果糖が合わさったもので、異性化糖と化学式は同じ。ただ、化学構造が違っており、糖としての性質も異なっている。

異性化糖の大きな特徴は、低温下では砂糖よりも強い甘味を感じることだ。加えて、単価の安さもあり、清涼飲料水や調味料、乳製品、冷菓、パンなどの加工食品に幅広く使われている。あまりなじみがないのは、粉末や固形にしづらいので、一般の消費者向けにはほとんど販売されていないからだ。

最近、異性化糖が問題だとされている理由のひとつが、老化の大きな原因である糖化を非常に進行させやすいという点。自然由来のブドウ糖に比べて、約10倍の速さで体内のタンパク質と結びついて糖化を進め、生活習慣病や認知症、シミやシワなどの原因となるＡＧＥｓを増やしていく。

異性化糖はほかにも、中性脂肪に変化しやすい、インスリンの分泌を促さないので満腹感を得られずに食べ過ぎてしまう、といった果糖の特徴が前面に表れることも健康面で懸念されている。

神経質になる必要はないものの、老化防止のためには清涼飲料水などの摂り過ぎに注意しよう。

フルーツジュースも飲み過ぎは禁物。果糖の作用で体の糖化が進む！

清涼飲料水の飲み過ぎは良くなさそう。しかし、フルーツジュースならヘルシーだから、飲めば飲むほど健康に良いはず。こう信じてガブガブ飲んでいる人は、やはり老けるスピードが速まってしまう可能性がある。

健康に良いはずの果物に含まれている果糖は、じつはタンパク質をＡＧＥｓ化する働きがブドウ糖の約10倍も強い。フルーツジュースを毎日１杯以上飲む人は、飲まない人と比べて糖尿病を21％多く発症するという報告もある。フルーツジュースも清涼飲料水と同様に、飲み過ぎは禁物なのだ。

では、果物自体も健康に良くないかといえば、そういうことはない。ジュースには乏しい食物繊維などが含まれており、複合的な作用によって健康効果を得られるからだ。ジュースは控えめにして、果物そのものは毎日、適量を食べるようにしよう。

通勤電車のなかでウトウト居眠り。朝はOKだが、帰りに寝ると夜眠れなくなる

睡眠をたっぷり取るのは、若々しさを保つための大きな秘訣。だから、通勤電車のなかでも、座席が確保できたら、すぐにウトウト……。

こういった習慣のある人は、覚えておいたほうがいい。朝の通勤電車で居眠りするのは、睡眠不足を補うのに効果的。しかし、夕方帰るときに眠るのは、その晩の眠りの質を落としてしまう恐れがあるのでNGだ。

昼間、15分から20分程度の仮眠を取るのは健康に良いとされている。体の疲れが取れるだけではなく、脳の血流が良くなって記憶力がアップし、仕事も効率良くこなすことができる。ただし、メリットのほうが大きいのは、午後3時くらいまでの昼寝だ。この時間を過ぎてから居眠りすると、いつも眠る時間帯になっても眠りを感じにくくなってしまう。通勤電車で居眠りするなら、朝だけにしておこう。

コレステロールが気になるから食事制限。その習慣がますます体を老けさせる！

中性脂肪や肝機能と並んで、成人病健診で特に気になるもののひとつがコレステロールの数値。少しでも基準値から外れていると、健康ではないという烙印を押されたようで、イヤな気分になる人も少なくないだろう。

コレステロールは脂質の一種で、中性脂肪といっしょに血液中を移動している。血液中のコレステロールが多い状態が続くと、血管壁にくっついて動脈硬化を引き起こす。動脈硬化はさまざまな生活習慣病の原因になり、進行すると心筋梗塞や脳梗塞の発症につながってしまう。

そこで、コレステロール値が高めを記録したとき、生真面目な人は食生活の改善に励むようになる。控えるべきはコレステロールの多い食べものである卵や魚卵、バター、レバー、ベーコンなど。これらを極力食べず、さらに油を使った料理もできるだけ控えようとする。

しかし、こうした努力は意味がない。じつは2015年、厚生労働省は日本人の食事摂取基準からコレステロールの上限値を撤廃している。

体内にあるコレステロールのうち、食事から摂取される量は2〜3割。残りの7〜8割は、糖や脂肪を材料に肝臓などで合成される。

たとえ食事を制限して摂取量を減らしても、そういったときには体内で多く作られ、トータルの量は変わらないようになっているのだ。コレステロールの多い食品を食べようが食べまいが、それほど影響はない。

コレステロールは体に必要な成分で、細胞壁やホルモンなどの原料になる。一般的に思われているようなひどい悪者ではなく、近年はやや数値が高めの人のほうが長生きをするという研究報告もある。

生真面目な食事制限を行い過ぎると、ホルモンの分泌などに支障が出て、かえって老けてしまうことになりかねない。コレステロールの数値が高い場合は、食事ではなく運動などの生活習慣を改善するようにしよう。

主な参考書籍

○『老けない人は何が違うのか』（山岸昌一／合同出版）
○『老けないのはどっち？』（山岸昌一／ＫＡＷＡＤＥ夢文庫）
○『老けない人が食べているもの』（工藤あき／アスコム）
○『20万人を診た老化物質「ＡＧＥ」の専門医が教える老化をとめる本』（牧田善二／フォレスト出版）
○『医者が教えるダイエット 最強の教科書』（牧田善二／ダイヤモンド社）
○『体の「サビ」「コゲ」をそぎ落とせ。』（栗原毅／主婦の友社）
○『50代からはじめる老けない人の「脳の習慣」』（和田秀樹／ディスカヴァー・トゥエンティワン）
○『80歳でも脳が老化しない人がやっていること』（西剛志／アスコム）
○『頭を良くしたければ体を鍛えなさい』（陳冲、望月泰博／中央公論新社）
○『１００歳まで生きるための習慣１００選』（伊賀瀬道也／飛鳥新社）
○『大人の若見えを叶えるしぐさとふるまい』（諏内えみ／大和書房）
○『ＬＤＫ老けない美肌の便利帖』（普遊社）
○『ぐっすり眠る習慣』（白濱龍太郎／アスコム）
○『長生きしたければ「呼吸筋」を鍛えなさい』（本間生夫／青春出版社）
○『動ける体をとり戻す姿勢筋トレーニング』（比嘉一雄／青春出版社）

主な参考論文

○「食品中ビタミンの調理損耗に関するレビュー（その2）（ナイアシン、パントテン酸、ビオチン、葉酸、ビタミ

ンC)」小島彩子、尾関彩、中西朋子、佐藤陽子、千葉剛、阿部皓一、梅垣敬三)
○「入浴後皮膚乾燥と入浴中塗布化粧品の保湿効果」(一般財団法人日本健康開発財団 温泉医科学研究所)

主な参考ホームページ

○厚生労働省…eヘルスネット/エコノミークラス症候群の予防のために/異性化糖をめぐる状況について
○スポーツ庁Web広報マガジンDEPORTARE…日本人の座位時間は世界最長「7」時間!座りすぎが健康リスクを高める あなたは大丈夫?その対策とは…
○埼玉県…「暑さ対策」としての日傘の普及啓発
○公益財団法人 長寿科学振興財団 健康長寿ネット…健康長寿とは
○日本脂質栄養学会…オメガ3食と健康に関する委員会
○山梨県厚生連…健康情報
○韓国農水産食品流通公社…キムチ
○一般社団法人 日本養鶏協会…たまごの知識
○AGE測定推進協会…AGE(終末糖化産物)の多い食品・少ない食品
○NHK…皮膚から噴き出る「加齢臭」
○日本経済新聞…老化を促進させる「糖化」実は飲酒と密接な関係が…/カラオケで気分スッキリには、科学的根拠があった
○ヨミドクター…気づかぬ「先行刺激」が行動を変える
○日経Gooday…老化を食い止め、健康長生き!最新アンチエイジング術/体の「コゲ」、糖化を抑える生活習慣

とは？／調理の仕方で老化が進む⁉

○日経woman…3大ナッツでアンチエイジング

○JIJI.COM…頭部の日焼け、白髪や薄毛の原因に ケアは早めに

○中國新聞デジタル…マスク生活でもUVケアしっかり 紫外線透過、油断しないで

○Newsweek…カレーを毎日食べると記憶力が向上、認知症の予防にもなる？

○AERA…年齢より若く見える人は「自分はもう年だから」と言わない

○文春オンライン…チンすると老ける物質が発生する？ 電子レンジとの上手なつきあい方

○サライ…のどの老化を防ぐ音読トレーニング

○PRESIDENT Online…「現代人は食後すぐに運動したほうがいい」循環器内科医がそう断言するワケ／サプリメントを飲むと早死にする…臨床試験が打ち切りになるほど危険な「抗酸化サプリ」の落とし穴

○PRESIDENT WOMAN…色彩心理カウンセラーが警告 大人の女性ほど黒い服を避けるべき理由4つ

○東洋経済ONLINE…「100年心臓」の作り方／スマホを長時間使用すると「老け顔」に！／医師が警告！「見た目が老ける悪習慣」5大NG

○女性自身…速筋を鍛えると、若返りホルモンが

○ZME Science…スマートフォンやコンピューター画面からの青い光は老化を加速させる可能性があります

○HUFFPOST…形の悪い野菜やフルーツ、実は栄養豊富なスーパーフードかもしれない

○ウェザーニュース…未完熟のトマトは〝常温〟で リコピンを増やすトマト保存法／快適な目覚めはカーテンが決める／足を組むデメリットとは？ 在宅ワークで気をつけたい「正しい姿勢」

○FITTE…温泉専門家に聞いた！老けない体を作る「加齢臭」や「おばさん化」を防ぐ入浴法

○All About…食と健康／下半身ダイエット
○@BAILA…35歳からは頭皮ケアの意識を高めよう！頭皮の「紫外線対策」4選
○カゴメ ニュースリリース…ブロッコリーの新芽由来の機能性成分〝スルフォラファン〟による肝機能改善効果を確認／朝にトマトジュースを飲むと機能性成分〝リコピン〟が効率的に吸収されることを〝ヒト試験〟で確認
○キューピー…卵の研究
○明治…みんなの健康チョコライフ
○KOSE…その寝方だと、将来シワだらけ！医師が教える「寝相とシワ」の真実
○Lidea…歯みがきの基本
○LION…「歯科医院で受ける歯科健診」に関する意識調査
○健栄製薬…ワセリンの効果や注意すべきポイントについて
○噛むこと研究室…顔のたるみも噛み合わせも改善!?舌を鍛える！「べロ回し体操」
○セゾンのくらし大研究…美しく歳を重ねる
○東海光学…「濃いサングラス＝危険」それって本当？
○インターメスティック…老眼鏡に関する調査
○アスタキサンチンＬＡＢ…アスタキサンチンって何だろう？
○スキンクリニックラボ…たるみを取る方法

人生の活動源として

いま要求される新しい気運は、最も現実的な生々しい時代に吐息する大衆の活力と活動源である。

文明はすべてを合理化し、自主的精神はますます衰退に瀕し、自由は奪われようとしている今日、プレイブックスに課せられた役割と必要は広く新鮮な願いとなろう。

いわゆる知識人にもとめる書物は数多く窺うまでもない。

本刊行は、在来の観念類型を打破し、謂わば現代生活の機能に即する潤滑油として、逞しい生命を吹込もうとするものである。

われわれの現状は、埃りと騒音に紛れ、雑踏に苛まれ、あくせく追われる仕事に、日々の不安は健全な精神生活を妨げる圧迫感となり、まさに現実はストレス症状を呈している。

プレイブックスは、それらすべてのうっ積を吹きとばし、自由闊達な活動力を培養し、勇気と自信を生みだす最も楽しいシリーズたらんことを、われわれは鋭意貫かんとするものである。

―創始者のことば― 小澤和一

編者紹介
ホームライフ取材班
「暮らしをもっと楽しく！　もっと便利に！」をモットーに、日々取材を重ねているエキスパート集団。取材の対象は、料理、そうじ、片づけ、防犯など多岐にわたる。その取材力、情報網の広さには定評があり、インターネットではわからない、独自に集めたテクニックや話題を発信し続けている。

「老《ふ》けない人《ひと》」の習慣《しゅうかん》、
ぜんぶ集《あつ》めました。

青春新書 PLAYBOOKS

2023年９月25日　第１刷
2024年10月30日　第17刷

編　者　ホームライフ取材班《しゅざいはん》

発行者　小澤源太郎

責任編集　株式会社プライム涌光

電話　編集部　03(3203)2850

発行所　東京都新宿区若松町12番1号 〒162-0056　株式会社青春出版社

電話　営業部　03(3207)1916　振替番号　00190-7-98602

印刷・三松堂　製本・フォーネット社

ISBN978-4-413-21205-2